Mimoun Azizi
Repetitorium Psychosomatik

Mimoun Azizi

Repetitorium Psychosomatik

Re Di Roma-Verlag

Bibliografische Information der Deutschen Nationalbibliothek:
Die Deutsche Nationalbibliothek verzeichnet diese Publikation in der Deutschen Nationalbibliografie; detaillierte bibliografische Daten sind im Internet über http://dnb.ddb.de abrufbar.

ISBN 978-3-98527-692-9

Umschlagillustration: Jorm S
(shutterstock.com)

www.rediroma-verlag.de
13,95 Euro (D)

Inhaltsverzeichnis

I. Allgemeine Neurosenlehre 11

1. Neurose 12

1.1. Psychoanalytische Neurosentheorie 13
1.2. Schulen innerhalb der Psychoanalyse Freuds 13
1.3. Psychoanalytische Neurosenlehre (Freud) 14
1.3.1. Strukturelles Persönlichkeitsmodell 14
1.3.2. Logik des Unbewussten 15
1.3.3. Das Konzept des Konfliktes und der Internalisierung 16
1.3.4. Konfliktunterscheidung nach Anna Freud 17
1.3.5. Konfliktmuster 18
1.4. Psychische Entwicklung und Neurosen 18
1.5. Die Entwicklungsphasen nach Freud 19
1.5.1. Das Säuglingsalter (orale Phase) 19
1.5.2. Das Kleinkindalter (anale Phase) 20
1.5.3. Das Vorschulalter (phallische Phase) 21
1.5.4. Die Adoleszenz 23
1.6. Das frühe, mittlere und hohe Erwachsenenalter 24
1.7. Konflikt, Angst, Abwehr 25
1.7.1. Konflikt 25
1.7.2. Angst 26
1.7.3. Abwehr 26
1.8. Entstehung neurotischer Symptome 29
1.8.1. Modell des reaktualisierten Entwicklungskonfliktes (Konfliktmodell) 29
1.8.2. Modell der erhaltenen Entwicklungsdefizite (Defizitmodell) 30
1.8.3. Modell der erhaltenen traumatischen Schädigung (Traumamodell) 30
1.8.4. SORKC-Modell 30
1.8.5. Modell der verfehlten Lernvorgänge 31

1.8.6. Soziales Lernen am Modell (Modellernen) 31
1.8.7. Lerntheoretisches Modell 32

II. Spezielle Neurosenlehre **33**

2. Neurotische Störungen mit ausgeprägter Angstentwicklung **36**
2.1. Psychodynamik und Pathogenese der Angst 36
2.2. Modell der Angstentstehung (Angstneurose/ generalisierte Angststörung) 37
2.3. Klassische Krankheitsbilder 37
2.4. Therapie der Angststörungen 46

3. Persönlichkeitsstörungen **48**
3.1. Borderline Persönlichkeitsstörung 49
3.2. Histrionische (hysterische) Persönlichkeitsstörung 51
3.3. Anankastische Persönlichkeitsstörung (Zwangspersönlichkeit) 51
3.4. Zwanghafte Persönlichkeitsstörung (Shapiro) 52
3.5. Ängstliche (vermeidende) Persönlichkeitsstörung 52
3.6. Abhängige Persönlichkeitsstörung 53
3.7. Narzisstische Persönlichkeitsstörung (narzisstische Neurose) 53

4. Neurosen mit ausgeprägter Autoaggression **55**
4.1. Neurotische Depression (Dysthymia) 55
4.2. Depressive Persönlichkeit 56
4.3. Der psychische Masochismus 58
4.4. Artifizielle Störung und Selbstverletzung 58

5. Zwangsstörung (Zwangsneurose) **61**

6. Dissoziative Störung und Depersonalisation **67**
6.1. Dissoziation 67
6.2. Depersonalisations-/ Derealisationssyndrom 68
6.2.1. Depersonalisation 68
6.2.2. Derealisation 69
6.2.3. Therapie für die Depersonalisation und für die Derealisation 69

7. Belastungs- und Anpassungsstörungen **70**

III. Allgemeine psychosomatische Medizin 73

8. Psychosomatische Modelle 75
8.1. Theorie krankheitsspezifischer psychodynamischer Konflikte 75
8.2. Modell von E. Stern 76
8.3. Modell der Entstehung körperlicher Symptome bei der Konversion und bei der Aktualneurose nach S. Freud 76
8.4. Erweiterung des Konversionsmodells durch G.L. Engel/ A. Schmale 78
8.5. Die Theorie der De- und Resomatisierung (M. Schur) . . . 78
8.6. „Das Konzept der zweiphasigen Verdrängung" (Mitscherlich) 78
8.7. Französische, psychosomatische Schule (Marty, Fain) . . . 79
8.8. Das lerntheoretische Konzept 79
8.9. Das Stressmodell 80
8.10. Psychoimmunologie 80
8.11. Integratives Modell von Krankheit (H. Weiner) 81

IV. Spezielle psychosomatische Medizin 82

9. Einteilung der psychosomatischen Medizin 83

10. Konversionsstörungen/ dissoziative Störungen der Bewegung und Sinnesempfindung (hysterische Neurosen) 85

11. Hysterische Neurose 87

12. Somatisierungsstörung 90

13. Somatoforme autonome Funktionsstörungen 91

14. Die anhaltende somatoforme Schmerzstörung (psychogenes Schmerzsyndrom) 95

15. Funktionelle Störungen bestimmter Organsysteme 97

16. Organkrankheiten mit psychosozialer Komponente („Psychosomatosen") 107

17. Essstörungen 119
17.1. Anorexia nervosa 119

17.2. Bulimia nervosa 124
17.3. Adipositas 126

18. Sekundäre psychosomatische Störungen 130
18.1. Psychische Folgen von Krankheiten und Verletzungen . . 130
18.2. Krankheitsbewältigung (Coping) 130

19. Diagnostik und Therapie in der psychosomatischen Medizin 133
19.1. Spezielle diagnostische Verfahren 135
19.2. Die Entscheidungskette zur Psychotherapie 135
19.3. Psychotherapeutische Behandlungsmethoden 136
19.3.1. Der Umgang mit dem funktionell/ psychogenen Kranken 136
19.3.2. Die psychoanalytischen/ psychodynamischen Verfahren 137
19.3.3. Die lerntheoretischen Verfahren 141
19.3.4. Imaginative Techniken 148
19.3.5. Entspannungsverfahren 149
19.3.6. Paar- und Familientherapie 151
19.3.7. Psychotherapie in Gruppen 153
19.4. Stationäre Psychotherapie 155

Vorwort

Dieses Buch will eine übersichtliche Darstellung der Grundzüge der Neurosenlehre geben. Es setzt beim Leser keine psychoanalytischen Vorkenntnisse voraus. Vielmehr soll dieses Buch dem Leser als Einführung in die Neurosenlehre dienen. Ich möchte dem Leser, ob Arzt, Psychiater, Psychologe oder Sozialwissenschaftler die Voraussetzung erfüllen, sich einen verlässlichen Überblick über die Neurosenlehre zu verschaffen sowie eine gewisse Vorstellung davon zu bekommen, wie sich die Neurosenlehre im Laufe der Zeit entwickelt hat.
Ich hoffe dem Leser das Verständnis und die Aneignung dieser scheinbar komplizierten Materie zu erleichtern und ihm dabei behilflich sein zu können, die Konfusionen zu beseitigen, die sich angesichts der sehr unterschiedlichen und teilweise komplexen Theorien der Neurosenlehre einstellen.
Auch wird dem Leser die dynamische Entwicklung der psychosomatischen Theorien verständlich gemacht.
Die Themeneinteilung resultiert aus meiner eigenen Erfahrung während meiner Jahre in der Psychiatrie.

Dieses Buch soll insbesondere dem Anfänger eine solide Basis für seine Lektüre auf dem Gebiet der Neurosenlehre vermitteln.

Teil I.

Allgemeine Neurosenlehre

1. Neurose

1787 vom schottischen Arzt William Cullen eingeführt.

- Unterschied zwischen „Normalem“ und „Neurotischem“ (quantitativ).
- Unfähigkeit innere und äußere Konflikte in irgendeiner Form befriedigend zu lösen.
- Problemlösung: suboptimal.
- Überwiegend psychogen, nur in geringem Teil somatogen.
- Soziale Einordnung erhalten: Verlauf nicht so destruierend wie bei den Psychosen.
- Störung: gestörte Entwicklung und Lernprozesse der Lebensgeschichte.

Definition:

- Neurosen sind psychogene, umweltbedingte Erkrankungen, die eine Störung im psychischen und/oder körperlichen Bereich oder im Bereich der Persönlichkeit bedingen.
- Psychoanalyse: unzureichende Verarbeitungsversuche unbewusster, infantiler Konflikte oder Träume.
- Lerntheorie: genetische Bedeutung von Konditionierung in der Folge verfehlter, zu starker oder zu schwacher Lernvorgänge.
- Die Lerntheorie fand Eingang in die ICD-10. Man spricht in der ICD-10 von einer neurotischen Störung.

1.1. Psychoanalytische Neurosentheorie

Medizinisches Krankheitsmodell:

- Ätiologie
- Pathogenese
- Symptome
- Diagnose
- Prognose
- Therapie

Verhaltenstheoretisches Neurosenverständnis:

- Neurotisches Fehlverhalten entspricht der Krankheit/ der Störung selbst.
- Beseitigung des Symptoms bedeutet Beseitigung der neurotischen Störung bzw. des neurotischen Fehlverhaltens.

Typisch für neurotische Störungen:

- Irritierbarkeit der Affekte.
- Ambivalenz der Intentionen und Wünsche.
- Ausgeprägte Selbstwertprobleme.
- Häufung bestimmter neurotischer Symptome.
- Aktuelle Lebenskrisen.
- Biographische Belastungen.
- Familiäre Auffälligkeiten.
- Subjektives Leiden von Krankheitswert.

1.2. Schulen innerhalb der Psychoanalyse Freuds

Siegmund Freud (1856-1939):
Die klassische Psychoanalyse Freuds beschäftigte sich mit den unbewussten Phänomenen.

Hieraus entstanden weitere Schulen:

- Neopsychoanalyse (E. Fromm)
- Individualpsychologie (A. Adler)
- Analytische Psychologie (C.G. Jung)

Definition Psychodynamik:

- Bezeichnung intrapsychischer Vorgänge.
- Dynamische Vorgänge.
- Psychische Abläufe werden von inneren Kräften bestimmt.

1.3. Psychoanalytische Neurosenlehre (Freud)

1.3.1. Strukturelles Persönlichkeitsmodell

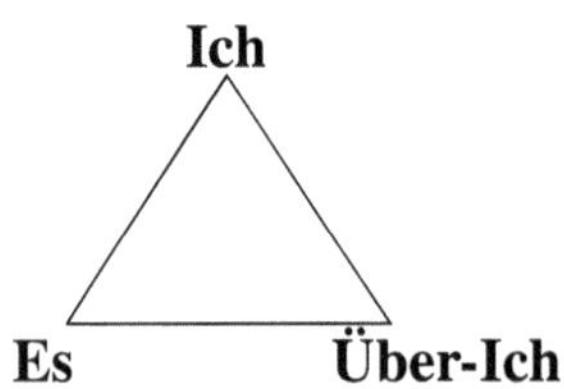

Ich:

- Vermittlerfunktion, sucht den Kompromiss.

Über-Ich:

- Richtet sich nach Normen, Idealen, Gewissen.
- Betrifft das Bewusste und das Unbewusste (Schuldgefühle).

Es (primäre Impulse):

- Triebhafte Grundbedürfnisse (Liebe, Hass etc.).
- Es entwickelt sich im Laufe der Entwicklung.
- Ist autochton.
- Wird von der äußeren Realität beeinflusst.
- Läuft unbewusst.

Nachteile des strukturellen Modells:
Selbstwertkonflikt, Selbstgefühl, Selbstannahme und Selbstablehnung werden nicht ganz erfasst. Daher erfolgte eine Ergänzung des strukturellen Persönlichkeitsmodells durch Selbst und Identität.

1. Das Selbst erfasst die Schwankung des Selbstwertgefühls.
2. Die Identität gibt einem das Gefühl, selbst zu sein und sein zu dürfen. Kommt es hier zu Störungen des Selbstgefühls, führt dies zur Entstehung einer narzistischen Persönlichkeitsstörung.

   - Freud unterscheidet zwischen bewusst, unbewusst und vorbewusst.
   - Sind die Konflikte prinzipiell eruierbar und nicht verdrängt, dann sind sie eher vergessen und somit vorbewusst.

1.3.2. Logik des Unbewussten

Lässt sich in einen Primär- und einen Sekundärvorgang unterscheiden.

1. Primärvorgang:
Vorgänge der Seele, die durch Überwiegen des Gefühls, des Erlebens in Wunschbildern zum Ausdruck kommen (z.B. Phantasie, Regression, Traum). Die Denkweise bewegt sich im gesamten Leben im Schatten des Sekundärvorganges.

2. Sekundärvorgang:
Löst in der Entwicklung hin zum Erwachsenen und zum alten Menschen den Primärvorgang ab bzw. verdrängt diesen in eine Schattendaseinsfunktion. Der Sekundärvorgang richtet sich nach der Logik und ist zeit- und realitätsbezogen. Daher spricht man auch von einem Realitätsprinzip.

Kommt es allerdings zu einer Regression, so zeigt sich der Primärvorgang verstärkt. Eine Regression beim Gesunden manifestiert sich in den Träumen. Eine Regression beim Kranken führt typischerweise zu einer paranoid-halluzinatorischen Psychose. In beiden Fälle greift die Psyche auf den Primärvorgang. Lediglich die Verarbeitung beim Gesunden bzw. beim Kranken ist unterschiedlich.
Eine Regression, insbesondere beim Kranken, führt

1. zur Verschiebung der Denkinhalte,
2. zur Zeitlosigkeit (d.h. die Zeit wird entweder als kürzer oder länger angesehen, als sie tatsächlich ist),
3. zu einem fehlenden Syntax,
4. dazu, dass Widersprüche nicht erkannt werden.

Folge: Damit erfolgt auch keine Korrektur der eigenen Denkweise und Handlung. Die Handlungen und das Denken richten sich nach dem sogenannten „Lustprinzip“.

1.3.3. Das Konzept des Konfliktes und der Internalisierung

Psychoanalytischer Ansatz der Neurosenentstehung:

- Der Kern einer Neurosenentstehung ist der „Konflikt“. Dieser Konflikt ist ein Folgezustand von reaktivierten, unbewussten, infantilen Konflikten.
- Im Rahmen dieses Konfliktes kommt es zu Lösungsversuchen z.B. im Sinne einer Kompromissbildung.

Lerntheoretischer Ansatz der Neurosenentstehung:
Die Lerntheorie sieht die Entstehung der Neurosen in Folge fehlgeleiteter, unzureichender, gestörter Lernvorgänge.

Konfliktauslöser:

- Mindestens zwei aneinander widerstrebende Tendenzen, die nicht miteinander zu vereinbaren sind.
- Es kommt zu Spannungen infolge zweier unverträglicher, unvereinbarer Strebungen. Dies führt zur Reaktivierung infantiler Konflikte, weil der aktuelle Konflikt einem in der Kindheit ähnlich strukturierten Konflikt ähnelt (strukturierter Konflikt). Die Verarbeitung des aktuellen Konfliktes hängt davon ab, ob
    1. die infantilen Konflikte zufriedenstellend verarbeitet wurden, denn dann würde eine Klärung des aktuellen Konfliktes erfolgen. Wenn allerdings
    2. die infantilen Konflikte nicht oder nur unzureichend verarbeitet wurden, sind sie potentiell pathogen bzw. gelten als ungelöst. Diese Konflikte können reaktiviert werden und zur Entstehung von neurotischen Konflikten führen und sich klinisch manifestieren.

       Diese Konflikte werden verinnerlicht bzw. internalisiert, bewusst und unbewusst. Zu dieser Reaktivierung des infantilen Konfliktes kommt der Einfluss durch die soziale Umwelt. Hier gilt, je rigider, je mehr die soziale Umwelt mit dem Erziehungsmittel des Liebesentzuges und selber rigide und streng ist, de-

sto mehr erfolgt die Identifizierung seitens des Betroffenen mit dem Konflikt und der daraus entstehenden Konfliktpotentiale mit der Umwelt und mit sich selbst.
Verhaltenstheoretisch wird der Konflikt nicht auf die Aktivierung infantiler, nicht verarbeiteter Konflikte zurückgeführt, sondern durch Rollenübernahme bzw. Übernahme von Verhalteneinheiten erklärt.

Definition: Ich-Stärke
Entstehung der Ich-Stärke durch Identifizierungsangebote für das Kind von Menschen, die ihre Konflikte nicht überwiegend pathologisch verarbeitet haben.

Definition: Ich-Schwäche
Entstehung der Ich-Schwäche durch Identifizierungsangebote an das Kind von Menschen, die ihre Konflikte überwiegend oder ganz pathologisch verarbeitet haben.

Definition: Internalisierung
Einstellungen, Beziehungen, emotionale Grundbedürfnisse, Haltungen, Verhaltensmuster werden von außen nach innen verlagert.

Objekte:
Alle, für die emotionale Entwicklung wichtigen Personen (soziale Objekte).

Triebhaft:

- Freud: Libido plus Aggressionstrieb.
- Heute versteht man unter Triebhaft primäre, das Verhalten motivierende und damit in Gang setzende und erhaltende Impulse. Diese haben einen engen Bezug zu körperlichen Bedürfnissen.

1.3.4. Konfliktunterscheidung nach Anna Freud

Psychodynamisch:

1. Äußere Konflikte (soziale Umwelt).
2. Innere Konflikte zwischen endogenen Grundbedürfnissen (zwischen Liebe und Hass).
3. Verinnerlichte Konflikte: zwischen sich widersprechenden internalisierten Tendenzen.

1.3.5. Konfliktmuster

1. Identitätskonflikte (Identität vs. Dissonanz)
2. Abhängigkeit vs. Autonomie
3. Unterwerfung vs. Kontrolle
4. Ödipale, sexuelle Konflikte
5. Versorgung vs. Autarkie
6. Selbstwertkonflikte (Selbst- vs. Objektwert)
7. Schuldkonflikte (Egoist vs. prosoziale Tendenz)

Folgerungen für die Neurosenpsychologie:

1. Aspekte der Außenwelt werden zu Aspekten der Innenwelt. Dies führt zur Entstehung umschriebener Strukturen, welche zeitlich stabil sind und die von der Identität nicht abzugrenzen sind.
2. Ursprüngliche Konflikte zwischen Individuum und Außenwelt wandeln sich in Konflikte zwischen einzelnen psychischen Substrukturen. Dies führt zu Konflikten innerhalb der menschlichen Person (man against himself).

1.4. Psychische Entwicklung und Neurosen

Hier stellt sich die Frage nach der Entstehung von Grundbedürfnissen und den basalen, nicht unterdrückbaren Bedürfnissen wie Triebbedürfnissen oder Triebimpulsen. Die menschlichen Grundbedürfnisse entwickeln sich parallel zur Entwicklung der Emotionalität. Nach Freud ist das die Grundlage der psychosexuellen Entwicklung. Hingegen sieht Piaget die Entwicklung der Emotionalität als entscheidenden Faktor für die Neurosenpsychologie. Die Entwicklung der Emotionalität ist für Piaget entscheidend für die Entwicklung für die Intelligenz und der Kognition. Sowohl Freuds Interpretation der Entwicklung der Emotionalität hin zur Entwicklung der Psychosexualität als auch die Definition der Entwicklung der Emotionalität durch Piaget führen zu bestimmten Abhängigkeitsbedürfnissen:

1. Abhängigkeitsbedürfnisse (Zärtlichkeit/ Anlehnungsbedürfnis), entspricht anaklitischen Bedürfnissen
2. Autonomiebedürfnisse
3. Sexuelle Bedürfnisse
4. Aggressive Bedürfnisse
5. Narzistische Bedürfnisse (Selbstwertmotive)

Die narzistischen Bedürfnisse führen zur Entwicklung dieser triebhaften Bedürfnisse. Diese Entwicklungen werden durch Freud in mehreren Phasen beschrieben:

1. Orale Phase
2. Anale Phase
3. Phallische Phase
4. Adoleszenz

1.5. Die Entwicklungsphasen nach Freud

1.5.1. Das Säuglingsalter (orale Phase)

In der oralen Phase kann es zur Frühgeburt kommen. Das Kind ist damit hilflos der Umwelt ausgesetzt. Daher sucht das Kind instinktiv durch angeborenes Bindungsverhalten den Kontakt, insbesondere zur Mutter. Ab dem 6. Monat beginnt die Entwicklung emotionaler Erlebnisse und existenzieller Abhängigkeit. Bereits ab dem 8. Lebensmonat reagiert das Kind mit Ängsten, wenn Fremde auftauchen oder die Mutter sich entfernt. Dies interpretiert das Kind als Missachtung der basalen Zuwendung. Hier können die ersten Verlustängste entstehen und der Konflikt zwischen Urvertrauen und Urmisstrauen kann nach Erikson hier beginnen. Das Kind könnte sich auch ein Bild von nahen Personen und Verwandten aufbauen. Das gibt das erste Gefühl einer eigenen Identität. Dies führt später zur Identifizierung bzw. zum Prozess der Internalisierung und zu einem Prozess des Aufbaus der sozialen Beziehungen. Das ist der Beginn eines Reifungsprozesses, der nicht nur durch äußere Einflüsse, sondern auch durch genetische Vorgaben determiniert sein kann. Dieser Prozess führt zur Bildung des Selbst. Das bedeutet, der Übergang von infantilen unrealistischen Allmachtserlebnissen hin zu einer stärker realitätsbezogenen Gestaltung des Selbstbildes. Hier kann es zu ersten Problemen kommen. Das ist der erste Schritt bei der Entstehung von Neurosen. Das Entdecken des sich Selbst bzw. das Erforschen des sich selbst bezeichnet Freud als orale Sexualität. Durch den Mund erfolgen die kognitive Strukturierung und die Internalisierung (Inkorporation/ Introjektion). Das Kind nimmt nun mit 15. Monaten den eigenen Körper war. Es entwickelt ein Körperschema und es lernt „nein“ zu sagen. Die weitere Differenzierung erfolgt Schritt für Schritt. Diese Entwicklung des Kindes kann entweder durch Empathie und Interesse durch die Umwelt gefördert werden oder sie kann durch Desinteresse oder gar Ablehnung durch die Umwelt im Sinne von exzessiver Verwöhnung oder starker Frustration zur Störung der Persönlichkeitsstruktur führen. Das ist der zweite Schritt zur Entwicklung von Persönlichkeitsstörungen und zu anderen psychischen Störungen wie z.B. der Ich-Schwäche (instabiles Selbst). Das Kind lernt nicht zwischen sich und der Umwelt zu unterscheiden. Dadurch kann es zu Körperschemastörungen und Verlassensängsten kommen. Dies wiederum kann zu verschiedenen Persönlichkeitsstörungen wie der abhängigen, emotional instabilen, narzistischen oder der schizoiden Persönlichkeitsstörungen führen. Das Kind spürt Unsicherheit, ist misstrauisch, leidet unter Selbstwertverlust, innerer Leere und Minderwertigkeitsgefühlen. Dies kann wiederum zur Entstehung von Depressionen und Hysterie führen und hat ein großes Suchtpotential.

1.5.2. Das Kleinkindalter (anale Phase)

Nach Freud beginnt die anale Phase im 2. Lebensjahr und endet nach einem Jahr. In dieser Phase kommt es zu einer deutlichen Zunahme der Zuwendung durch die Umwelt. Gleichzeitig lernt das Kind zunehmend die Beherrschung der Körperschließmuskeln. Das Kind kann nun von innen und außen bzw. sowohl nach innen wie nach außen Kontrolle ausüben. Das Kind tritt nun erstmalig als handelndes Subjekt auf. Es kann nun Leistung erbringen. Das ist der Beginn der Abgrenzung von der Umwelt bzw. der Beginn einer Ausbildung des Ichs. Das bedeutet nach Freud die Entleerung von Stuhl und Urin bzw. dem Festhalten und dem Loslassen. Das Kind bildet sozusagen die emotionalen und kognitiven Leitlinien des sich selbst. Im Zusammenhang mit der Umwelt bilden sich aggressive Bedürfnisse bzw. könne diese zunehmen. Das Kind beginnt zu lernen, mit diesen Aggressionen umzugehen, d.h. das Kind lernt sich selbst zu kontrollieren. Gleichzeitig kommt es bei dem Kind zu einer deutlichen Zunahme der motorischen Fähigkeiten und damit auch zu einer Zunahme der Autonomie. Hier besteht die Gefahr einer Überprotektion. Diese Überprotektion kann dazu führen, dass die Autonomiebestrebungen in Aggressionen umgewandelt werden. Hier wäre die Gefahr der Entwicklung neurotischer Störungen gegeben. Denn das Kind entwickelt und erweitert die zentralen Wahrnehmungsfunktionen. Es kann unterscheiden zwischen dem was von innen und dem was von außen kommt. Das ist die Grundlage der Wahrnehmung der Realität bzw. der Unterscheidung zwischen Phantasie und Realität. Hier kann es nach Erikson zu einem Konflikt zwischen Autonomie einerseits und Scham und Zweifel andererseits kommen. Hier wäre der nächste Punkt, der zu einer neurotischen Störung führen könn-

te. Im Verlauf entwickelt das Kind zunehmend eine eigene Individualität. Dabei kommt es zu einer sogenannten Mutter-Kind-Symbiose. Um sich danach wieder von der Mutter zu entfernen, was Freud als „Separation“ bezeichnet. Während dieser Separationsphase kommt es zwischendurch zur Wiederannäherung an die Mutter. Gleichzeitig versucht das Kind Bindungen, und hiermit sind starke Gefühlsbande zwischen Personen der primären Umgebung gemeint, auszubilden. Die Neugier des Kindes wird damit aktiviert.
Daraus entwickeln sich verschiedene Bindungstypen:

- Sichere Bindung (Typ B), 60% der Kinder
- Unsichere, vermeidende Bindung (Typ A), Pseudounabhängigkeit, erhöhte Erregung
- Ambivalente unsichere Bindung (Typ C), Anhänglichkeit, Beunruhigung
- Desorganisierte Bindung (Typ D), schwere Störung

1.5.3. Das Vorschulalter (phallische Phase)

Die nächste Phase ist nach Freud die sogenannte phallische Phase oder aber auch ödipale bzw. infantil-genitale Phase. Diese Phase beginnt mit ca. 4 Jahren und endet mit ca. 6 Jahren. In dieser Phase kommt es zur ersten Organisation des infantilen Lusterlebens. Nach dieser Phase folgt eine Zeit der Triebruhe. In dieser Zeit werden die übrigen kognitiven und psychischen Leistungen gefördert und gefordert. Im Verlauf kommt es zur Ausbildung bleibender Organisationsstrukturen der menschlichen Sexualität bis zur Pubertät hinein. Während dieser Phase und nach der phallischen Phase bis zum Beginn der Pubertät kann es zur Entstehung des berühmten Ödipuskomplexes kommen. Das Kind liebt hierbei beide Elternteile. Allerdings sind die Mädchen eher dem Vater zugeneigt und die Söhne eher der Mutter. Daher versuchen diese Kinder aus Eifersucht die Beziehung der Eltern untereinander zu erschweren. Dies kann zu einem Loyalitätskonflikt führen, einhergehend mit Bedrohungserlebnissen und Schuldgefühlen. Diese Bedrohungserlebnisse können zu Ängsten führen. Nach Freud entstehen bei den Jungen sogenannte Kastrationsängste und bei den Mädchen Verletzungs- und Pfählungsängste. Beide, sowohl Mädchen als auch Jungen, fühlen sich dadurch in ihrer körperlichen Integrität bedroht. Zunehmend erkennen diese Kinder durch realistische Einsicht die Unmöglichkeit der Erfüllung ihrer Wünsche. Das ist der Beginn der Überwindung der ödipalen Vorstellungswelt bzw. des ödipalen Komplexes. Das Kind resigniert. Es wendet sich nun dem gleichgeschlechtlichen Elternteil zu und Identifiziert sich mit dem gleichgeschlechtlichen Teil, d.h. der Sohn mit dem Vater und die Tochter mit der Mutter. Das ist das Ergebnis des Ödipuskomplexes. Freud sah in der Entwicklung hin zum Ödipuskomplex die Kerndynamik aller Neurosen. Diese These wird heute nicht mehr vertreten. Vielmehr wird heute die These vertreten, dass Selbstwertprobleme in der Entstehung überragen und die Rolle der ödipalen Konflikte in den Hintergrund drängen. Erikson sieht als Entstehung der Neurosen die „Initiative gegen Schuldgefühle". Angesichts dieser Erkenntnisse stellt sich die Frage, ob eine Art Neurosenprophylaxe betrieben werden kann. Diese Frage ist eindeutig, sowohl aus psychoanalytischer Sicht wie auch aus Sicht der modernen tiefenfundierten Psychotherapie und der Verhaltenstherapie zu bejahen. Die Kinder brauchen während ihrer Entwicklung ein affektiv warmes, dem Kinde zugewandtes, den Bedürfnissen angepasstes und respektierendes Milieu. Dieses setzt ein funktionierendes Elternhaus sowie entsprechende Gesetzgebungen voraus. Falls Kinder in Heimen großgezogen werden bedarf es ebenfalls entsprechender Heimstrukturen. Des Weiteren gilt es die kindlichen Bedürfnisse zu befriedigen und die kindlichen Interessen zu respektieren. Die Entwicklung einer neurotischen Störung kann prophylaktisch verhindert werden. Dies ist jedoch in der Realität wesentlich schwieriger als in der Theorie. Zu den zahlreichen Risikofaktoren, die eine neurotische Störung fördern, gehören u.a.:

- Bildungsstatus der Familie (je niedriger die Bildung, desto höher das Risiko),
- die mütterliche Berufstätigkeit,
- schlechte Schulbildung des Kindes,
- hohe Kinderzahl,
- das Aufwachsen in einem kriminellen Milieu,
- das Vorherrschen einer chronischen Disharmonie innerhalb der Familie,
- psychische Störung der Mutter, des Vaters oder beider Elternteile,
- alleinerziehende Mütter,
- Missbrauch (sexuell und körperlich),
- die uneheliche Geburt sowie
- genetische Faktoren.

Insgesamt sind Jungen mehr betroffen als Mädchen.

Es gibt jedoch auch protektive Faktoren. Zu diesen gehören:

- dauerhafte gute Beziehung zu mindestens einer Person,
- das Aufwachsen in einer Großfamilie (mehrere Generationen),
- Milieu,
- Intelligenz,
- robustes Temperament sowie
- soziale Förderung.

Entwicklungskonflikte zeigen sich mehr in der Mittel- und Oberschicht. Entwicklungsdefizite jedoch mehr in der Unterschicht.

1.5.4. Die Adoleszenz

Die nächste Phase bezeichnet Freud als Adoleszenz. Die Adoleszenz kennzeichnet den Beginn der Pubertät. Freud unterteilt die Adoleszenz in eine Frühadoleszenz (13.-14. Lebensjahr), in die eigentliche Adoleszenz (15.-16. Lebensjahr) und in eine sogenannte Spätadoleszenz (17.-20. Lebensjahr). Während dieser Phasen kommt es zu spezifischen Entwicklungsaufgaben der Adoleszenz. Der heranwachsende Mensch beginnt mit dem Ablösungsvorgang von seinen Eltern. Er distanziert sich zunehmend von den Elternfiguren und sucht eine Neudefinition der Beziehung zu ihnen. Hierbei kann es zu einer Neuauflage früherer Entwicklungskonflikte kommen, allerdings verfügt der Mensch in der Adoleszenz über deutlich mehr Möglichkeiten kreativer Lösungen. Diese sogenannte Adoleszenz ist die Übergangsphase der menschlichen Entwicklung par excellence. Der Umgang und die Meisterung dieser Phase sind abhängig von der Meisterung früherer Entwicklungsphasen. Wenn allerdings während der früheren Phasen Traumatisierungen stattgefunden haben, kann es zu erneuter Labilität mit unterschiedlichen psychischen Störungen kommen. Hierzu zählen:

- Essstörungen,
- selbstverletzendes Verhalten,
- Psychosen,
- Dysmorphophobien.

Während dieser Phase kommt es aber auch gleichzeitig zur Bildung der endgültigen sexuellen Identität. Diese Entwicklung beinhaltet eine Veränderung der Einstellung zu den Eltern, zu den Geschwistern aber auch zu Gleichaltrigen. Hierbei kommt es zu einer deutlichen Lockerung der

Bindung zu den Elternfiguren. Dies führt zu einer Zunahme der Verunsicherung des Jugendlichen. Diese Verunsicherung wird kaschiert, durch die Erhöhung der eigenen Grandiosität aber auch durch die Aufnahme neuer Beziehungen. Diese Aktivitäten gehen mit einer gewissen Idealisierung und einem Hauch narzistischer Qualität einher. Diese Entwicklung zeigt sich in der Art und Weise sich zu Kleiden und/oder sich explizit bestimmten Musikrichtungen zuzuwenden (z.B. Hip Hop, Punk). In dieser Phase der Verunsicherung kann es aber auch zu schweren narzistischen Krisen mit heftigen Regressionsvorgängen kommen. Die Konsequenz ist nicht selten die Verunsicherung der eigenen Identität. Die Folgen der Verunsicherungen werden unter normalen Umständen in der Spätadoleszenz durch hohe Integrationsanforderungen und durch Bewältigung dieser Aufgaben durch Stabilisierung der Identität überwunden. Hierzu bedient sich der Heranwachsende unterschiedlicher Methoden. Hierzu gehören, dass infantile Identifizierungen überprüft werden. Das führt dazu, dass neue Wertvorstellungen und Identifizierungen aufgenommen werden. Die grandiosen Selbstrepräsentanzen, wie oben beschrieben, werden durch Bestätigung im Sexualleben und im Berufsleben ersetzt. Die Entwicklung eines Menschen hört nicht mit der Entwicklung der Spätadoleszenz auf. Es folgt das frühe, mittlere und hohe Erwachsenenalter.

1.6. Das frühe, mittlere und hohe Erwachsenenalter

Früher glaubte man, ab dem 40.-50. Lebensjahr ginge es mit dem Menschen Berg ab. Das ist das sogenannte Vormodell. Dieses Vormodell basiert auf Vorurteilen, nämlich auf dem Defizit- und Defektmodell des Alterns. Heute weiß man, dass die Lernfähigkeit und modifizierende Kompetenzen bis ins sehr hohe Erwachsenenalter vorhanden sind. Natürlich nimmt die Variabilität über den Lebenslauf ständig zu. Beim Erreichen des Erwachsenenalters und bei ungestörter Entwicklung zementieren sich eine stabile psychische und eine stabile sexuelle Identität. Aber auch in diesem Zeitalter agieren verschiedenen Kräfte gegeneinander.

Kräfte im früheren und mittleren Erwachsenenalter (Erikson)

Glaubt man Erikson, so kommt es im frühen Erwachsenenalter zu einem Konflikt zwischen Intimität einerseits und Isolation andererseits. Hierbei kommt es zur Entwicklung partnerschaftlicher Liebe mit Aufbau der emotionalen Nähe oder Abgrenzung der eigenen Emotionalität. Diese Entwicklung geht mit der Fürsorge für nachfolgende Generationen einher, wenn Isolation und Stagnation nicht zuvor die Oberhand gewinnen. Im mittleren Erwachsenenalter kommt es durch soziale Beziehung zu weiteren Entwicklungen und zur Optimierung der Objektbeziehung und zur Verbesserung der Selbstorganisation.

Hohes Erwachsenenalter

Im hohen Erwachsenenalter kommt es zu einer Verschiebung der Organisatorfunktion zum Körper hin, man spricht auch von einem somatischen Organisator. Dies beinhaltet:

1. Der Körper, den ich habe entspricht dem psychischen Ich.
2. Mein Leib entspricht dem, der ich bin. Das könnte einem narzistischem Aspekt entsprechen (Selbstwertbezug).
3. Eine veränderte Wahrnehmung des Körpers und seiner Funktion.

Insgesamt führen diese Aspekte zu der sogenannten Disuse-Theorie. Diese besagt, dass Nicht-Geübtes verlernt werden kann, dies gilt auch für den Geschlechtsverkehr.

Fazit:

- Psychogene Erkrankungen erfordern eine hohe somato-psychosomatische Kompetenz.
- Neurotische Konflikte, die in den ersten Entwicklungsjahren entstehen, treten als repetitiv-dysfunktionales Muster im Lebenslauf immer wieder auf.
- Das partielle Scheitern im späteren Lebenslauf wird durch einen Aktualkonflikt getriggert. Dabei handelt es sich um bewusstseinsnahe, emotionale, unlösbare motivationale Konflikte, die in einer ähnlichen Konstellation in einer früheren Entwicklung auftraten, die allerdings nicht optimal gelöst werden konnten.

1.7. Konflikt, Angst, Abwehr

1.7.1. Konflikt

Unter einem neurotischen Konflikt versteht Freud den internalisierten Konflikt zwischen dem Ich und dem Über-Ich. Dabei erfolgen die Verbote nicht von der Außenwelt sondern von innen. Man spricht auch von einer übertriebenen inneren moralischen Instanz. Dabei sind die inneren Strukturen sehr rigide. Zwischen diesen inneren Strukturen entstehen erhebliche Spannungen. Je größer die Spannungen sind, desto größer ist der Drang, den Konflikt zu beseitigen. Dieser Drang kann zur Entstehung der Angst von innen führen. Diese Angst entsteht demnach aus einem internalisierten Konflikt.

1.7.2. Angst

Die Angst ist Mitbedingung jeder Neurose. Die Neurose kann demnach als fehlgeschlagener Versuch des Ichs Angst, Unlust und Schmerzen zu vermeiden, beschrieben werden. Im Verlauf der Entwicklung können diese Ängste durch aktuelle Konflikte verstärkt werden und damit zu einer Verstärkung der Ängste führen. Diese können in eine Regression münden und damit zu einer Reaktivierung infantiler Ängste führen. Das bedeutet, dass das Ich versucht das Vorhandensein aller inneren und äußeren Gefahren zu verleugnen, zu verdrängen oder alle inneren Gefahren in die Außenwelt zu projizieren. Die Realangst beim Kind wird im Verlauf so zur neurotischen Angst beim Erwachsenen. In dem durch Verleugnung, Verdrängung oder Projektion die Angst noch mehr zunimmt. Dies hat zur Folge, dass die Betroffenen sich nun von der Außenwelt bedroht fühlen. Sie ziehen sich phobisch von allen Angst- und Gefahrdrohungen zurück. Daraus resultiert die sog. Angstvermeidung. Bei übermäßigem Gebrauch dieser Abwehrmechanismen, zu der die Vermeidung auch gehört, kommt es zur Entstehung von Neurosen.

1.7.3. Abwehr

Man sagt auch, die Gesamtheit der Versuche zur Vermeidung von Angst wird als Abwehr bezeichnet. Im Prinzip kann alles mit allem abgewehrt werden. Ähnlich wie bei der Neurosenprophylaxe können auch hier verschiedene Verhaltensmaßnahmen eine solche Entwicklung verhindern. Hierzu gehören folgende Maßnahmen:

- das Ich meidet die Angst nicht,
- das Ich begegnet der Angst aktiv,
- das Ich arbeitet logisch und kann reale von nicht-realen Bedrohungen unterscheiden,
- das Ich sollte notfalls aggressive Gegenmaßnahmen ergreifen (z.B. die totale Konfrontation).

Wir wissen, dass das Ich große Mengen von Angst bewältigen kann und leicht ohne übermäßige Abwehr, Kompromiss- und Symptombildung auskommen kann. Das Potential ist im Ich vorhanden. Allerdings besteht bei der Bearbeitung der neurotischen Interaktion die Gefahr von Binden, Vertreiben und Delegieren (nach Stierlin). Das Binden kann sich als überstarke Bedürfnisbefriedigung (Verwöhnung), als moralische Bindung (Gewissensbindung) und als kognitive Bindung (double-blind) manifestieren. Das Vertreiben entspricht der emotionalen Vernachlässigung der Kinder. Das Delegieren kann sich unterschiedlich äußern. Kinder können an der langen Leine geführt werden. Das beinhaltet die Berechtigung seiner Existenz, das entspricht der Durchführung der Wünsche anderer. Das Kind kann aber auch als Substitut (Ehegattenersatz für Mutter bzw. Vater) fungieren. Es schlüpft in Rollen. Dieses in Rollen schlüpfen führt zu einer deutlichen Ich-Verzerrung. Im Übrigen bedeutet bei Freud Verdrängen nichts anderes als Abwehr.

Ziel der Abwehr

Was ist das Ziel der Abwehr? Die Abwehr versucht die Unlust erregende Impulse, welche Konflikte hervorrufen können, zu beseitigen. Affekt oder Impuls werden „unbewusst“ gemacht, deswegen, weil das Unbewusste keine Unlust macht. Daher versucht das Ich konsequent Impulse aus dem Es zu verdrängen. In diesem Zusammenhang bedeutet Verdrängen, Impulse unbewusst halten oder unbewusst zu machen. Das bedeutet nichts anderes als Vergessen aus Angst. Bei diesen Impulsen handelt es sich um Triebimpulse aus dem Es oder aus dem Über-Ich. Sie können aber auch von außen kommen, wenn diese Ich-Begierden erwecken. Hierbei könnte es sich um Konflikte aus dem Berufsleben handeln.

Abwehrmechanismen (häufigste Automatismen)

Abwehrmechanismen sind die häufigsten Automatismen, um unangenehme Impulse oder Konflikte auf die ein oder andere Art zu verdrängen. Zu den Abwehrmechanismen gehören:

- die Wendung gegen das Selbst,
- Ungeschehen machen (das bedeutet, dass der Konflikt durch ein magisches Abwehrritual kaschiert wird oder aber man implementiert, dass der Impuls einfach nicht existent ist),
- Verdrängungen (hierbei werden Impulse unbewusst gehalten oder unbewusst gemacht),

- Verschiebung (ein konfliktverursachender Impuls wird von der verursachenden Person auf eine als weniger bedrohlich erlebte, andere Person verschoben),
- Verleugnung (Verdrängung der Impulse von außen),
- Isolierung von Inhalten und von Affekten (Auseinanderhalten, der Patient suggeriert sich selbst, dass Affekt und Inhalt „nichts damit zu tun haben"),
- Rationalisierung (der Versuch Konflikte rational zu erklären bzw. zu ergründen) (vgl. die Fabel vom Fuchs und den Trauben),
- Regression (Rückgriff auf Infantilität), Grundbedingung zur Entstehung der neurotischen Dynamik,
- Intellektualisierung,
- Introjektion (Verinnerlichung von Ambivalenz),
- Identifizierung mit dem Aggressor,
- Reaktionsbildung (Ersatz durch das Gegenteil in Übergüte bzw. Aggressivität wird in Verständnis umgewandelt),
- Projektion (Impulse werden in die Außenwelt verlagert),
- Sublimierung: Umwandlung von sozial weniger akzeptablen Triebzielen in sozial Höherwertige (von Aggression zu verbalen Auseinandersetzungen). Hier kann man von einer gelungenen Abwehr sprechen.
- Agieren (Handlungen, die vom Unbewussten motiviert werden. Es handelt sich um impulsives, unkontrolliertes, ungesteuertes Verhalten).

Fazit:

1. Jeder Mensch bevorzugt bestimmte Abwehrmechanismen.
2. Die Abwehr ist wichtig für das gesunde Ich.
3. Als neurotisch ist das Übermaß der Verwendung von Abwehr zu bezeichnen!

Jede neurotische Störung zeigt eine Bevorzugung bestimmter Abwehrmechanismen. Beispiele:

- Projektion bei Persönlichkeitsstörungen, Neurosen, Psychosen
- Verdrängung, Verleugnung bei Hysterie
- Verschiebung, Vermeidung bei Phobie
- Wendung gegen das Selbst, Identifizierung mit dem Aggressor bei Depressionen
- Reaktionsbildung, Intellektualisierung, Rationalisierung, Isolierung, Ungeschehen machen bei Zwangsstörungen

- Projektion bei Paranoia
- Soziale Isolierung, Affektverdrängung bei schizoiden Persönlichkeitsstörungen
- Spaltung beim Borderline-Syndrom

1.8. Entstehung neurotischer Symptome

Es gibt verschiedene Hypothesen und Theorien, die die Entstehung neurotischer Störungen erklären. Es ist anzunehmen, dass die Entstehungen neurotischer Störungen multifaktorieller Genese sind. Die genetische Prädisposition entscheidet nicht darüber, ob wir erkranken, sondern mit welcher Wahrscheinlichkeit und welche Symptome auftreten (Zwang, Phobie, Panikstörung, Dysthemia, dissoziative Störungen). Zu der genetischen Prädisposition kommen unterschiedliche Erklärungsmodelle hinzu.

1.8.1. Modell des reaktualisierten Entwicklungskonfliktes (Konfliktmodell)

Bei einem erneuten Konflikt im höheren Alter kommt es zu einer sogenannten Reaktualisierung bzw. der Betroffene erinnert sich an einen ähnlichen Konflikt in der Kindheit. Er sucht den Kompromiss. Es kommt daher zu einer Symptombildung. Diese Symptombildung ist davon abhängig, um welchen aktuellen Konflikt es sich handelt (auslösende Situation). Verursacht der aktuelle Konflikt Ängste, kommt es zu einer Regression bzw. zu einer Reaktualisierung von infantilen Konflikten. Diese Reaktualisierung verstärkt die Konfliktspannung bzw. verschärft die Ängste. Diese werden durch Abwehrmechanismen zunächst bekämpft. Dabei können diese Abwehrmechanismen allerdings versagen. Konsequenterweise kommt es dann zu einer Kompromissbildung zwischen den einzelnen Konfliktanteilen. Bei unzureichender Lösung bzw. suboptimaler Konfliktbewältigung, kommt es zur Symptombildung. Allerdings sind diese suboptimalen Konfliktlösungen aus subjektiver Sicht „optimale Lösungen“. Daher kommt es im Rahmen erneuter Konflikte zur gleichen Vorgehensweise. Man spricht daher von einem Wiederholungszwang. In diesem Falle ist die Folge dieses Wiederholungszwangs zum einen der primäre Krankheitsgewinn, der subjektiv als eine Entlastung empfundenen wird und zum anderen der sekundäre Krankheitsgewinn. Hierbei handelt es sich um objektive Vorteile wie z.B. Rente.

1.8.2. Modell der erhaltenen Entwicklungsdefizite (Defizitmodell)

Beim Defizitmodell wird im Prinzip dem Ich etwas getan. Es führt zu einer strukturellen Ich-Störung. Die Pathologie dieser strukturellen Ich-Störung hängt mit chronischer Überforderung, Mangelzuständen, emotionaler Ablehnung, Misshandlungen und Traumatisierung in der Entwicklung zusammen. Daraus kann sich eine Ich-Schwäche, ein Ich-Defekt kombiniert mit einer Über-Ich-Schwäche entwickeln. Das bedeutet, der Ich-Defekt kann zu kriminellen Handlungen und psychischen Erkrankungen wie Süchten und Psychosen führen. Die Über-Ich-Schwäche führt dazu, dass diese Person sich ausschließlich nach äußeren Gesetzeskontrollen richten. Wenn in diesem Falle die äußere Kontrolle fehlt, dann existiert für das Ich kein Gesetz mehr.

1.8.3. Modell der erhaltenen traumatischen Schädigung (Traumamodell)

In erster Linie handelt es sich um biographische Traumata, meist sexueller Missbrauch und Misshandlungen vor dem 15. Lebensjahr. Bei diesen Menschen wird ein Ohnmachtsgefühl erzwungen. Es findet eine Überstimulierung bei fehlenden protektiven Faktoren statt. Phantasien werden zu Realität. Die Betroffenen sind verwirrt, denn nicht selten können sie nicht unterscheiden, ob diese Handlungen tatsächlich geschehen sind, oder ob es sich um Einbildungen handelt. Diese seelischen Zustände führen zur Entstehung von Schuldgefühlen. Die Folgen bzw. die Symptome sind:

- Pelipathie (chronische Unterbauchschmerzen),
- dissoziative Krampfanfälle,
- dissoziative Bewusstseinsstörungen,
- artifizielle Störungen (Vortäuschung von Symptomen).

1.8.4. SORKC-Modell

Stimulus:
Bezeichnet einen Reiz, der entweder von außen oder von innen kommt.

Organismus:
Korpus, auf den der Stimulus trifft.

Reaktion:
Ist das Ergebnis der Verarbeitung des Stimulus durch den Organismus auf verschiedenen Ebenen (kognitiver, motorischer, vegetativer und affektiver Ebene).

Kontingenz:
Gibt die Regelmäßigkeit der entsprechenden Konsequenz nach der Stimulus-Organismus-Reaktion.

Konsequenz: (**C**onsequenz)
Führt zur Verstärkung oder Bestrafung der Konsequenz nach der Reaktion.

S bedingt **O** bedingt **R** bedingt **K** bedingt **C**:

Beispiel für das SORKC-Modell:
Ein 5-jähriges Kind (Organismus) erschrickt (Reaktion) sich bei jedem Bellen eines Hundes (Stimulus). Das Kind meidet daraufhin jeden Kontakt mit Hunden (Konsequenz). Die Mutter verkauft den Hund und wechselt jedes Mal, wenn das Kind dabei ist die Straßenseite, wenn ein Hund entgegen kommt. Hieraus kann sich eine Phobie entwickeln, ggf. sogar eine generalisierte Angststörung, wenn dies auf andere Tiere ausgedehnt wird.

1.8.5. Modell der verfehlten Lernvorgänge

Klassische Konditionierung (Pawlow):
Einem natürlich angeborenen (unbedingten) Reflex kann durch Lernen ein neuer (bedingter) Reflex hinzugefügt werden.

Operante Konditionierung (Pawlow):
Handlungen, die Befriedigung bringen, werden wiederholt.

1.8.6. Soziales Lernen am Modell (Modellernen)

Das Lernen orientiert sich an Vorbildern. Hierbei kann es zu falschen Verknüpfungen kommen. Das Modell könnte fehlende Flexibilität zeigen. Bei einer schwachen Verknüpfung kann das Reiz-Reaktion-Schema beim Modell fehlen.

1.8.7. Lerntheoretisches Modell

Verfehlte Lernvorgänge, die zu Symptomverstärkung oder Symptomchronifizierung führen.

Teil II.

Spezielle Neurosenlehre

ICD-9:
Klassische Neurosen (Angstneurosen, Phobien, neurotische Depressionen, Zwangsneurosen, Hysterie) wurden als Psychoneurosen oder einfach als Neurosen bezeichnet.

ICD-10:

- Kennt nur den Begriff der neurotischen Störung.
- Die neurotische Depression wird zu den affektive Störung gezählt.
- Die hysterische Neurose wird zu den somatoformen Störungen gezählt.

Spezifische Symptome:
Erlauben Zuordnung zu einem Hauptstörungsbild.

Unspezifische Symptome (kommen bei allen Neurosen vor):

- Ambivalenz
- Störung der Arbeitsfähigkeit
- Hemmungen
- Reizbarkeit
- Kontaktstörungen
- „Verstimmung“

Psychosomatische Krankheiten:

ICD-9	ICD-10
	Dissoziative Störungen
- Konversionsneurosen - Funktionelle Störungen (Psychovegetativ)	Somatisierungsstörungen (somatoforme Störungen)
	Somatoforme autonome Störungen (somatoforme Störungen)
Psychosomatosen	
Somatopsychische Störung	Psychische Faktoren und Verhaltenseinflüsse bei anderen Krankheiten

Neurosen:

ICD-9	ICD-10
Psychoneurosen	Neurotische Störungen
Psychoreaktive Krankheiten	- Belastungsreaktion - Anpassungsstörungen

Persönlichkeitsstörungen bleiben in ICD-9 wie in ICD-10 gleich.

2. Neurotische Störungen mit ausgeprägter Angstentwicklung

Auffällig bei neurotischen Störungen ist zu viel oder zu wenig Angst. Neurosen dienen der Abwehr von Angst bzw. sind unzureichende Versuche, Angst zu vermeiden. Bei vielen neurotischen Krankheitsbildern wird Angst zum Leitsymptom, die Abwehr ist hier misslungen.

2.1. Psychodynamik und Pathogenese der Angst

Die Panikattacken lassen sich durch verschiedene Modelle erklären. Zum einen durch das Konfliktmodell. Hierbei kommt es zur Abwehr nicht akzeptabler Emotionen oder einzelner Impulse. Dabei kommt es zur Entstehung von massiven inneren Konflikten. Diese inneren Konflikte führen zu einer Verstärkung der Angst. Der Patient entscheidet sich lieber Angst zu erleiden, als einen Konflikt mit seinem Gewissen zu provozieren. Neben dem Konfliktmodell existiert das kognitionspsychologische Angstverständnis. Hierbei drängen sich dem Patienten intrusive Kognitionen oder Emotionen auf. Diese führen zur Hemmung auch der Motorik. Der Patient fühlt sich der Angst hilflos ausgeliefert. Die Panikattacken lassen sich durch Ich-Strukturelle Veränderungen (Defizitmodell) erklären. Ebenso durch das ethologische Modell von Boweby. Hierbei wird die Bindung zur Mutter durch äußere Ereignisse bedroht. Dabei entstehen Ängste, die durch den Betroffenen internalisiert werden. Daneben existiert das psychobiologische Verständnis-Modell. Dieses sieht als Ursache eine Kombination aus instabiler Persönlichkeit mit instabilen Angstbewältigungsmechanismen. Die Entstehung beruht also auf einer Kombination aus psychischen, sozialen und biologischen Bindungen. Differentialdiagnostisch sollten Angstzustände beim Borderline-Syndrom, bei Psychosen und panikartige Angstzustände, auch nach Rauschgiftintoxikation, in Betracht gezogen werden.

2.2. Modell der Angstentstehung (Angstneurose/ generalisierte Angststörung)

Der Beginn der Angststörung ist eine Kombination aus Ich-Schwäche und einem Erlebnis, dass als innere Gefahr wahrgenommen wird. Diese Konstellation führt zunächst einmal zur Entstehung der Angst. Nun setzen die Abwehrmechanismen ein. Bei unzureichenden Abwehrmöglichkeiten kann das den Durchbruch der Angst bedeuten.

2.3. Klassische Krankheitsbilder

Bei den klassischen Krankheitsbildern der Angststörung unterscheidet man zwischen generalisierter Angststörung, Phobien, Herzangstneurosen, Hypochondrie, Angstneurosen (diffuse Angstzustände mit Somatisierung) sowie Panikattacken, die entweder vereinzelt oder als Panikstörung gehäuft auftreten.

Angstanfall (Panikattacke)

Panikattacken machen 10% der Angststörungen aus. Bei der Panikattacke fehlt der Zusammenhang zwischen der Panikattacke an sich und dem angstauslösenden Reiz. Die Reize sind nicht objektivierbar, auch wenn die Psychoanalytiker dies anders sehen. Die Genese der Panikattacke ist multifaktoriell (psychisch, physiologisch, genetisch). Panikattacken gehen häufig mit einer Hyperventilationstetanie einher. Die Therapie dieser Hyperventilation ist eher symptomatisch.

Symptomatische Therapie:

- Bestimmtes, ruhiges Auftreten,
- Atemanweisungen zu einer langsamen Atmung geben,
- verbale Krisenintervention,
- Atmung in eine Tüte (CO_2-Rückatmung fördert Azidose),
- Benzodiazepine i.v.

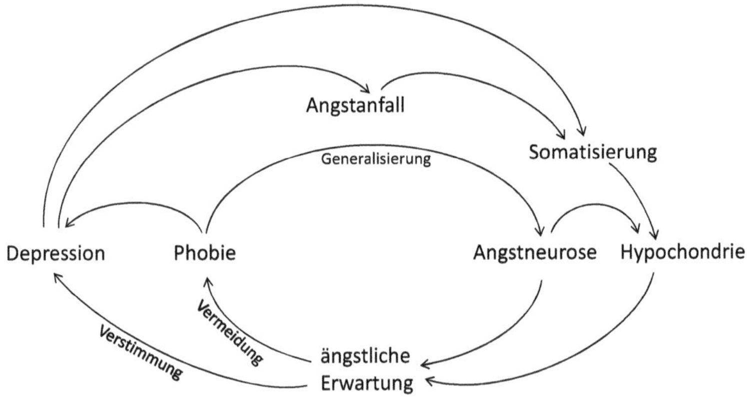

Angstanfall (Panikattacke) in seiner Bedeutung
für die Entstehung differentieller Angstkrankheiten

Panikstörung

Voraussetzung der Entstehung von Panikstörungen ist eine angeborene neurophysiologische Erregbarkeit. Getriggert wird diese Prädisposition durch ein angstmachendes Elternverhalten. Diese Konstellation führt zu einem Abhängigkeits-/ Unabhängigkeitskonflikt. Ferner zu einer gestörten Objektbeziehung. Bei gegebenen unzureichenden Abwehrmechanismen nimmt die Frequenz der Panikstörung zu. Angesichts der bereits vorhandenen neurophysiologischen Sensibilität kann jedes Belastungsereignis zu einer Erosion des Sicherheitsgefühls führen und damit zu einem Kontrollverlust. Durch zunehmende eindringende negative Effekte kommt es zur initialen Angstattacke.

Panikstörung und generalisierte Angststörung

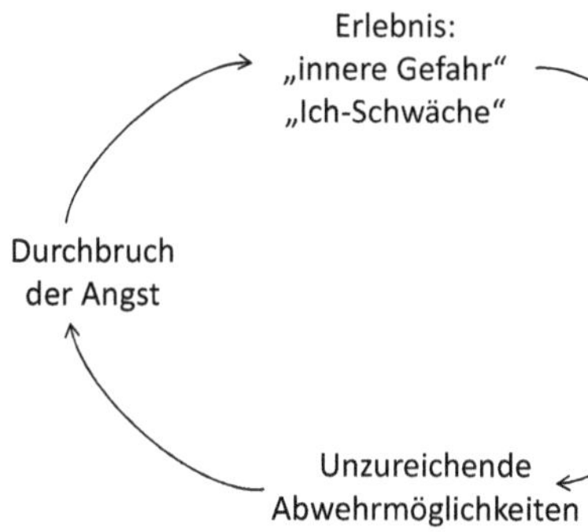

Modell der Angstentstehung (Angstneurose/ generalisierte Angststörung)

Früher bezeichnete man diese Störung als Angstneurose. Heute unterscheidet man in Panikstörung und generalisierte Angststörung. Bei der Panikstörung handelt sich es um gehäufte Angstattacken. Die Häufigkeit beträgt 1-3%. Nicht selten kommt es zu einer kompletten Remission. In anderen Fällen führt die Angst vor der Angst zu einer Chronifizierung der Angst. Nicht selten gehen die Störungen in Phobien (z.B. Agoraphobie) über.

Symptome:

- Angstanfälle
- Anlass zunächst nicht erkennbar
- Todesangst
- Vegetative Symptomatik
- Reizbarkeit
- Schwindel
- Parästhesie

Bei der generalisierten Angststörung hingegen, handelt es sich um einen durchgehend erhöhten Angstspiegel. Eine permanente ängstliche Erwartung ist vorhanden. Die Häufigkeit dieser Störung beträgt 2-5%. Im Vergleich zur Panikstörung ist die spontane Erholungsrate deutlich geringer. Der Beginn ist schleichend und führt häufig zur Chronifizierung. Dabei sind Frauen häufiger betroffen als Männer. Die häufigste Komplikation ist die depressive Verstimmung.

Symptome:

- Generalisierte, anhaltende Angst
- Frei flottierend
- Vegetative Symptome
- Gesteigerte motorische Aktivität
- Unfähigkeit zur Entspannung

Phobische Störungen

Die phobischen Störungen machen 5-10% aller Angststörungen aus. Sie sind Situations- oder Gegenstandsgebunden. Der Patient befürchtet die Anwesenheit einer Situation oder eines Gegenstandes. Die Ängste entstehen aus einer Erwartungshaltung. Vermeidung bei diesen Störungen bedeutet Angstfreiheit, d.h. Abwehr und Ich-Stärke funktionieren hier besser als bei den Angstneurosen. Auch bei den phobischen Störungen sind Frauen häufiger betroffen als Männer.

Charakteristika:

- Die Angst ist an reale Situationen oder Objekte gebunden,
- sie ist in Bezug auf den Angstauslöser unrealistisch,
- sie ist durch Vernunft nicht erklärbar und durch Willen nicht zu beseitigen,
- es entsteht eine Einschränkung der Lebensqualität durch Vermeidung.

Klassifikation der Phobien:

- Mit Panikstörung (F40.1)
- Soziale Phobien (F40.1)
- Spezifische/ isolierte Phobien (F40.2)

Beispiele für soziale Phobien:

- Angst zu Erröten
- Angst vor Beschämung
- Angst öffentlich zu essen oder zu reden

Beispiele für spezifische/ isolierte Phobien:

- Klaustrophobien
- Akrophobien
- Zoophobien (Vorschulalter)

Symptomatik:

- Variiert
- Fluktuierend bis chronisch
- Angstanfälle
- Angst vor der Angst (Phobophobie)
- Dysmorphophobie (Angst, in der eigenen Erscheinung missgebildet zu sein)
- Karzinophobie

Persönlichkeitsstruktur bei Phobien:

- Unfähigkeit zur Selbststeuerung
- Fehlende Impulskontrolle
- Ängstlich-abhängige Persönlichkeitsstrukturen
- Auch zwanghafte Persönlichkeitsstrukturen

Grunddynamik und Genese der Phobien:

- Negative Erfahrungen mit den Objekten (z.B. Schlangen).
- Unbewusste Vorstellung: äußere Situation steht für eine innere Bedrohung.
- Gefürchtet wird die unbewusste Vorstellung.
- Verschiebung des Angstobjektes von innen nach außen.
- Ein nach außen verschobenes Objekt kann vermieden werden.

→ Vermeidung kann chronifizieren und sich auf benachbarte Situationen ausweiten.

Lerntheorie:
Der Phobiker weigert sich aus Angst neue, korrigierende Lernerfahrungen zu machen.

Grunddynamik und Genese der Phobien

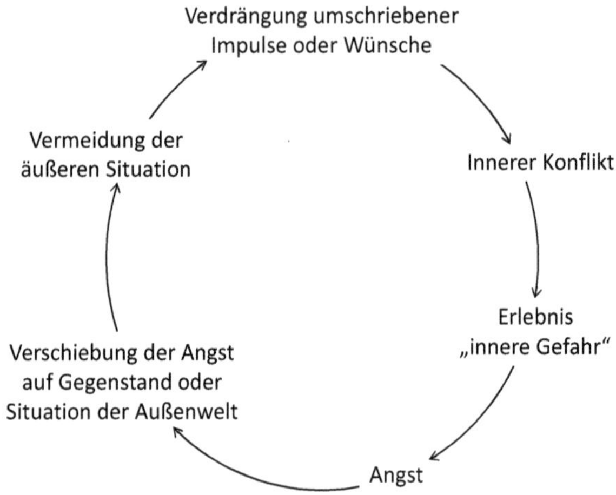
Verdrängung umschriebener Impulse oder Wünsche
Innerer Konflikt
Erlebnis „innere Gefahr"
Angst
Verschiebung der Angst auf Gegenstand oder Situation der Außenwelt
Vermeidung der äußeren Situation

Kontraphobiker:
Überkompensation der Angst (z.B. bei Höhenangst Bergsteigen).

Agoraphobie als Pseudophobie:
Die Agoraphobie ist mit ca. 70% aller Phobien die Häufigste aller Phobien und klinisch auch die Schwerste. Die Agoraphobie wird als Pseudophobie bezeichnet, da der Patient unter der Abwesenheit oder dem Verlust einer Bindungsfigur leidet. Der Agoraphobiker hat nicht Angst vor den Plätzen, sondern er vermisst dort eine Beziehungsperson.
Sie unterscheidet sich von der Platzangst. Hier haben die Betroffenen Angst vor weiten Flächen. Ferner lässt sie sich von der Klaustrophobie unterscheiden. Hier haben die Betroffenen Angst vor Menschenmassen sowie Angst in Kaufhäusern. Zur Agoraphobie gehören auch vegetative Angstkorrelate wie z.B. Angst ohnmächtig zu werden, Angst vor Herzattacke in der Öffentlichkeit oder Angst vor Hyperventilation.

Differenzierung zwischen Phobie und Panikstörung:

- Phobie: Der Patient fürchtet die Anwesenheit einer Situation oder eines Gegenstandes.
- Eine Panikerkrankung (Lerntheorie) kann in eine Phobie übergehen. Die Panikstörung wird phobisch organisiert.
- Die Agoraphobie hat mehr mit der Angststörung als mit der Phobie zu tun.

Herzangststörung (Herzangstneurose)

- ICD-10 kennt diese Störung nicht.
- Entspricht einer somatoformen autonomen Funktionsstörung.
- Das Objekt der Angst ist nicht Teil der Außenwelt sondern Teil der körperlichen Innenwelt.
- Angst vor Herzinfarkten oder anderen Herzerkrankungen.

→ Ängstliche Überbewertung der Symptome.

Unterteilung:

1. Herzphobiker (starke, panikartige Angstanfälle)
2. Herzhypochonder (Patient mit Sorgen und Befürchtungen)
3. Herztodhypochonder

Aufgabe des Arztes:

- Klare, eindeutige Stellungnahme, dass der Patient nicht herzkrank ist.
- Dem Patienten klar machen, dass seine Erkrankung psychischer Natur ist!

Typus:

A. Depressiv-anklammerndes Verhalten
B. Verleugnen der Aktivität

Ätiologie:

- Psychogenetisch: unbewusste, ambivalente Trennungskonflikte.
- Krankheitsauslösend: Situationen des realen oder phantastischen Verlassen- und Alleingelassenwerdens, Trennung und Verluste, Herztod im Bekanntenkreis.

Die hypochondristische Störung

Hypochondrie F45.2:

- Neurotische Störung mit ausgeprägter Selbstbeobachtung des eigenen Körpers.
- Starke Krankheitsfurcht.

Charakteristika:

- Übersteigertes Interesse an Fragen der Gesundheit.
- Rezidivierende oder chronische Befürchtung, an einer Krankheit zu leiden mit bewussten Ängsten verbunden (keine Angstüberflutung).
- Unbewusste Neigung, aus Krankheit inneren und äußeren Gewinn zu ziehen.
- Spezielle Arzt-Patienten-Beziehung („Kult").
- Befürchtung/ Besorgnis.
- Objekt im eigenen Körper (Karzinophobie), Blick von innen nach außen!
- Fehlsteuerung der Kognition.
- Emotional-kognitive Fehlinterpretation normaler Körperphänomene.
- Realitätsverlust.
- Kann verschiedene Ausprägungsgrade haben.
- Bestandteil der Borderline-Persönlichkeitsstörung.
  Trias:
  - Beziehungserleben
  - Hypochondrie
  - Depersonalisation

Psychogenetische Basis:

- Gestörtes Körperbild.
- Körperbild magisch konzipiert.
- Körper nach psychischen Eigenbedürfnissen konzipiert.
- Ich-Funktion, Wahrnehmung, kognitiv unzureichend gereift.
- Konzentration auf den Körper macht Vermeidung der Ängste unmöglich.

Körperliche Empfindung führt zu emotional-kognitiver Fehlinterpretation. Durch eine gestörte körperliche Wahrnehmung kommt es nun zu den Symptomen.

Neurasthenie

Neurasthenie F48.0:
Als deskriptives Syndrom erfassbar.

Leitsymptome:

- „Nervöse Erschöpfbarkeit“
- Gefühle von Unfähigkeit
- Müdigkeit (Fatigue)
- Geringe Leistungsfähigkeit
- Allgemeines Schwächeempfinden
- Schlafstörungen
- Psycho-vegetative Syndrome (z.B. Kopfschmerzen)

Pathogenese:

- Reaktiv bedingt:
    - Überarbeitung
    - Starke körperlich/ seelische Belastung
- Psychogen verursacht:
    - Schwäche
    - Fatigue

Bei beiden Ursachen handelt es sich um eine symbolische Abwehrkonfiguration.

Umweltbezogene Ängste

- Blitz/ Donner
- Kontrollverlust über technischen Fortschritt
- Elektrosmog
- Tsunami
- Erdbeben
- Amalgam
- Erdstrahlung

Gemeinsamkeiten:

- Unsichtbarkeit
- Teils fehlende Nachweisbarkeit

Folge:

- Somatisierungsstörung
- Angststörung

2.4. Therapie der Angststörungen

Exploration, ob

- Folge innerer Konflikte,
- Folge von Defiziten,
- Folge von Lernfaktoren.

Kaskadenartiger Aufbau:

1. Frei flottierende Angst (häufig psychotisch).
2. Angst „verrückt zu werden“ (präpsychotisch).
3. Angst um die Existenz (z.B. bei Depressionen).
4. Angst vor Krankheiten und um die eigene Gesundheit (Hypochondrie).
5. Angst, in eine hilflose Situation zu geraten (Agoraphobie).
6. Gerichtete Angst, Phobie.

Die Therapie richtet sich nach der aktuellen Stufe der Kaskade.

Therapie:

- Phobien sind besser zu behandeln als präpsychotischer Angstzustand.
- Medizinische Behandlung (mit Antidepressiva und Anxiolytika) ist indiziert.

Psychotherapie:
Verhaltenstherapie:

- Phobien
- Panikattacken

Analytische Psychotherapie:

- Generalisierte Angst
- Gleichzeitige Persönlichkeitsstörung

Mit Psychotherapie kaum zu behandeln:

- Hypochondristische Störung
- Umweltängste

3. Persönlichkeitsstörungen

Persönlichkeitsstörungen F60

Definition von Persönlichkeit:
Persönlichkeiten sind für Menschen charakteristische, stabile psychische Eigenheiten, die die zwischenmenschliche Beziehung gestalten und die sich mit gesellschaftlich-kulturellen Anforderungen adäquat auseinandersetzen. Von einer Persönlichkeitsstörung spricht man dann, wenn etwas vom Durchschnitt tendenziell „Abweichendes" auftritt. Hierzu zählen soziale Besonderheiten wie Nonkonformität und auffällige Konformität.

Zwischen der Persönlichkeitsstruktur und der Persönlichkeitsstörung existiert ein sogenanntes Deviationsmuster mit fließenden Übergängen zur gestörten Persönlichkeit (Persönlichkeitsstörung). In diesem Zusammenhang ist zu erwähnen, dass aus der Perspektive des Betroffenen das Abweichende nicht als solches wahrgenommen wird. Vielmehr ist sein Verhalten Ich-Synton, das heißt, der oder die Betroffene erlebt sein Verhalten nicht als krankheitswertige Störung.

Persönlichkeitsstörungen sind schon in der Kindheit/ Jugendzeit wahrnehmbar und führen spätestens im Erwachsenenalter zu persönlichem Leiden und/oder gestörter sozialer Funktionsfähigkeit, ohne dass eine andere psychische Störung oder hirnorganische Erkrankung dies erklären könnte. Davon abzugrenzen sind erworbene Persönlichkeitsstörungen (F70), die durch Hirnverletzungen und/oder langanhaltende psychische Störungen verursacht wurden wie z.B. Intelligenzminderung.

Die Einteilung der Persönlichkeitsstörungen ist historisch von den korrespondierenden schweren Symptomneurosen abgeleitet worden. Man unterscheidet nach ICD-10 in ein „Prototypenmodell der Kategorisierung", wobei Personen auch mehrere Persönlichkeitsstörungen haben können. Die Diagnosekriterien einer Persönlichkeitsstörung kennzeichnen sich dadurch, dass sie

- polythetisch angelegt sein sollten (nur Teil der Gesamtkriterien muss zutreffen),
- qualitativ gewichtet sein sollten,
- prototypische Merkmale benennen sollten und
- durch Merkmalslisten eine vertretbare Reliabilität aufweisen müssen.

3.1. Borderline Persönlichkeitsstörung

Borderline Persönlichkeitsstörung F60.3

Die emotional instabile Persönlichkeitsstörung wird unterteilt in:

a. Impulsiver Typ (F60.30)
b. Borderline Typ (F60.31)

Der Borderline-Typ bildet die Grenze zwischen Neurosen und Psychosen. Der Betroffene sucht die Stabilität in der Instabilität (Schmideberg).

DSM-IV-Kriterien (nach Gunderson) für Borderline Persönlichkeitsstörungen:

- Instabilität der interpersonalen Beziehungen.
- Ausgeprägte Impulsivität.
- Verlassen werden wird mit aller Macht verhindert.
- Intensive Beziehung zwischen extremer Idealisierung und Abwertung.
- Identitätsstörung (instabiles Selbstbild oder Selbstgefühl).
- Potentiell selbstgefährdende Impulsivität (z.B. Geld ausgeben, riskanter Fahrstil etc.).
- Suizidversuche, Suizidhandlungen, Suiziddrohungen, selbstverletzendes Verhalten.
- Dysphorie, Reizbarkeit, Ängste über Stunden.
- Chronisches Leeregefühle.
- Unangemessene starke Wut, Schwierigkeiten aggressive Gefühle zu kontrollieren.

Epidemiologie:
Frauen > Männer

Psychodynamik: (Kernberg)

- Unspezifische Manifestation der Ich-Schwäche (fehlende Angsttoleranz, mangelnde Impulskontrolle, mangelnde Sublimierungsfähigkeit).
- Verschiebung vom sekundär zum primär prozesshaften Denken (wenn z.B. aus Suizidgedanken Suizidhandlungen werden).
- Der Betroffene versucht durch spezifische Abwehroperationen dieser Entwicklung entgegen zu wirken.

Definition „Ich“ (Kernberg/ Schilder):
Aufgabe:

- Differenzierung des Bildes von einem selbst (Selbst-Bild) und des Bildes der Anderen in sich (Objekt-Bild) und
- Integration von Selbst-Bildern und Objekt-Bildern.
- Am Anfang besteht ein Unvermögen des Ichs, Objektbilder gegensätzlicher Qualität in sich zu vereinen.
- Das Erlernen der Syntheseleistung gehört zu den wesentlichen frühen Funktionen des Ichs. Das Kind und der Heranwachsende lernen im Laufe der Zeit Selbstbilder und Objektbilder zu integrieren.

Pathogenese:

- Die Unfähigkeit des frühen Ichs Objektbilder mit gegensätzlichen Qualitäten zu vereinen (Ich-Schwäche).
- Diese Entwicklung führt zu speziellen Abwehrmechanismus (der Spaltung).

Therapie:

- Stationäre Psychotherapie
- plus Verhaltenstherapie (nach Linnehan)
- plus Medikation (atypische Neuroleptika).
- Danach ambulante Psychoanalyse (1 bis 2 Jahre, 1-2 Mal pro Woche).

3.2. Histrionische (hysterische) Persönlichkeitsstörung

Histrionische (hysterische) Persönlichkeitsstörung F60.4

Symptome:

- Übertriebene Neigung zur Emotionalisierung
- Abrupte Affektwechsel
- Übermäßige Beschäftigung mit der äußeren Erscheinung
- Korrelation mit affektiven Störungen

Differentialdiagnosen:

- Narzistische Persönlichkeitsstörung
- Borderline Persönlichkeitsstörung

Ätiologie:
Häufig frühkindliche familiäre Gewalterfahrungen und sexuelle Missbrauchserfahrungen.

3.3. Anankastische Persönlichkeitsstörung (Zwangspersönlichkeit)

Anankastische Persönlichkeitsstörung (Zwangspersönlichkeit) F60.5

Symptome:

- Zwanghaft: Ordnungsliebe, Ausdauer, Pünktlichkeit, Sparsamkeit (Ziel: hohes Ansehen erwirken)
- Pedanterie
- Rigidität
- Enge in der Denkfunktion
- Ängstlichkeit
- Unzulänglichkeitsgefühl
- Skrupelhaftigkeit
- Entschlussunfähigkeit
- Peinliche Genauigkeit
- Unfähigkeit, Wesentliches vom Unwesentlichen zu unterscheiden

Therapie wird aufgesucht,

- wenn Entscheidungen schwer fallen (z.B. am Arbeitsplatz),
- wenn die Unsicherheit unerträgliche Ausmaße annimmt,
- häufig bei depressiven Verstimmungen.

3.4. Zwanghafte Persönlichkeitsstörung (Shapiro)

Symptome:

- Emotionale Autarkie
- Vermeidung echter autonomer Handlungen um Fehler zu vermeiden
- Gefühl des Getrieben seins

Ätiologie:
Adaptive Überlebensstrategie zwischen Gehorsam (Fremdbestimmung) und Autonomie (Selbstbestimmung). Die Konsequenz ist die selektive Unaufmerksamkeit.

3.5. Ängstliche (vermeidende) Persönlichkeitsstörung

Ängstlich (vermeidende) Persönlichkeitsstörung F60.6

Symptome:

- Selbstunsichere Persönlichkeit
- Aktiv-distanzierendes Vermeidungsmuster
- Sehnen nach zwischenmenschlicher Nähe

Ätiologie:
Konflikt zwischen Bindungsangst und Bindungssehnsucht.

3.6. Abhängige Persönlichkeitsstörung

Abhängige Persönlichkeitsstörung F60.7

Symptome:

- Übergroße Abhängigkeit von relevanten Bezugspersonen
- Eigeninitiative lässt deutlich nach
- Spürbare Hilflosigkeit
- Empathie im Rahmen einer abhängigen Rolle

Folge:
Entwicklung eines „falschen Selbst“ (das Selbst vom anderen).

3.7. Narzisstische Persönlichkeitsstörung (narzisstische Neurose)

Aufgeführt in DSM-IV, jedoch nicht in ICD-10.

In DSM-IV unterscheidet man zwischen:

1. narzisstischer Neurose (Krise des Selbstwertgefühls) und
2. narzisstischer Persönlichkeitsstörung (überdauernde, grundlegende Störung des Selbstwertgefühls ohne weitergehende begleitende Symptomatik).

Sowohl die narzisstische Neurose als auch die narzisstische Persönlichkeitsstörung sind durch unbefriedigende und unzureichende Versuche, zu einem besseren Selbstwertgefühl zu gelangen, gekennzeichnet.

Symptome:

- Innere Leere, Sinnlosigkeit des Lebens
- Störung des Identitätsgefühls
- Ausgeprägte Selbstwertunsicherheit
- Gefühl, ein Nichts zu sein, nichts wert zu sein
- Misstrauen, depressive Verstimmung
- Gefühl von Minderwertigkeit und Selbstunsicherheit
- Kränkbarkeit
- Bedrohtheit des Selbstgefühls

Differentialdiagnose:
Depression

Folge:
Bei der narzisstischen Persönlichkeitsstörung liegen die Probleme im sozialen, zwischenmenschlichen Bereich:

- Mangel an Empathie.
- Durchgängiges Muster von sozialem Unbehagen.
- Angst vor negativer Beurteilung durch andere.
- Intakte Ich-Stärke, dadurch ist der Betroffene in der sozialen Anpassung erfolgreicher als der Borderline Persönlichkeitsgestörte.

Komorbidität:
Komorbidität mit histrionischer und antisozialer Persönlichkeitsstörung.

4. Neurosen mit ausgeprägter Autoaggression

4.1. Neurotische Depression (Dysthymia)

- Chronisch depressive Verstimmung
- Ängste sind häufige Begleitsymptome

Einteilung nach ICD-10:

- (Leichte) depressive Episode (F32.2) 20%
- Depressive Störung (F33.0) 30%
- Dysthymia (F34.1) 50%

Epidemiologie:

- Bei 5-10% der Bevölkerung,
- machen 10-20% der Neurosen aus,
- Frauen > Männer,
- häufig im 3.-4. Lebensdezenium,
- im 5.-6. Lebensdezenium: psychotische Depression.

Verlauf:

- Tendenz zur Chronifizierung und Rezidivität.
- Schleichender Beginn, langsames Abklingen der Verstimmung.

Symptome:

- Chronisch-depressive Verstimmung
- Hemmung
- Selbstunsicherheit, Selbstzweifel, schwaches Selbstwertgefühl
- Ambivalenz (versteckte und offene Vorwürfe/ Forderungen)
- Manifeste oder somatisierte Ängste
- Motivation regressiv, teilweise altruistisch
- Schlafstörung, Essstörung, Müdigkeit, Traurigkeit

- Führt häufig zu Missbrauch psychotroper Substanzen

Differentialdiagnosen:
Abgrenzung von depressiver Neurose und depressiver Psychose (früher: endogene Depression).

Depressive Psychose:

- Beschaffenheit des Körpererlebnisses
- Tag-/ Jahresrhythmen
- Plötzlich beginnend
- Häufige Rezidive

Neurotische Depression:

- Keine klaren Phasen
- Chronisch-depressive Verstimmung
- Beginn selten abrupt
- Spielen mit Suizidgedanken

4.2. Depressive Persönlichkeit

- Persönlichkeit fordernd und abhängig.
- Starke Abhängigkeit von den Liebes- und Zuneigungsbeweisen der Umwelt, aus der Unabhängigkeit und Unselbstständigkeit ergibt sich eine fordernde Haltung.
- Geringe Frustrationstoleranz.
- Tendenz zum Anklammern.
- Ausgeprägtes Über-Ich.

Psychodynamik und Psychogenese:

- Anhedonie: Unfähigkeit Glück, Zufriedenheit, Ausgeglichenheit, Ruhe usw. zu empfinden (Anästhesie des Gefühlslebens).
- Zugang nach Innen ist versperrt.
- Damit ist die Kommunikation mit dem Inneren gestört.
- Die Beziehung zu sich selbst geht verloren.
- Ich-Verarmung (Freud) (Verlust des Selbstwertgefühls).
- Der Betroffene stellt sich selbst in Frage.
- Unbewusste Phantasien vom Verlust.
- Daher erfolgen Sicherungen gegenüber möglichen Verlusten.

- Herstellung von ausgeprägten Abhängigkeitsbeziehungen (symbiotische Objektbeziehung).

Diese Abhängigkeitsbeziehung trägt den Keim des Scheiterns in sich, denn das Zusammenbrechen dieser symbiotischen Objektbeziehung bzw. die Trennung von der entsprechenden Person führt zu sozialem Rückzug. Man spricht von einer selbstgesuchten Vereinsamung. In dieser Phase kommt es zur Ausbildung von unbewussten Größenphantasien. Diese Größenphantasien werden mit der Realität konfrontiert. Dadurch kommt sich der Betroffene wieder klein vor (negativer Größenwahn, Kleinheitswahn). Der Betroffene wird von ständigen Versagensängsten begleitet dadurch steigt die Frustration. Diese Frustration kann sich in Aggressionen umwandeln. Diese Aggressionen zeichnen sich durch Gereiztheit, Ärger und Wut aus, die allerdings nach innen gerichtet sind. Es findet eine Überflutung von einschießenden negativen Gedanken statt. Diese Gedanken werden als Ich-fremd erlebt. Das rigide Gewissen unterhält die eigentliche depressive Dynamik. Denn das Gewissen sorgt dafür, dass die Aggressionen nicht nach außen vordringen. Der Betroffene sitzt in einer emotionalen Zwickmühle. Aus diesem Grunde findet eine Wendung der Aggression gegen die eigene Person bzw. gegen das Selbst statt. Dies hat zur Folge, dass zum einen das Selbstwertgefühl weiter sinkt und die Depressionen weiter zunehmen.

Der Betroffene entwickelt Techniken, mit diesen aggressiven Impulsen umzugehen, indem z.B. keine Konflikte hervorrufen werden, von denen er sich abhängig fühlt. Des Weiteren werden Schuldgefühle beschwichtigt, welche sekundär wegen dieser Wut in ihm entstehen.
Die Folge einer solchen Entwicklung ist eine weitere Zunahme der bereits bestehenden Frustration. Diese Frustration führt zu einer reaktiven Wut. Dabei entstehen Aggressionen, die gegen sich selbst gerichtet sind. Das Resultat einer solchen Entwicklung ist eine deutliche Zunahme der depressiven Symptomatik als Folge der anhaltenden Aggressionen. In der Summe kommt es zu einer deutlichen Erhöhung der Verletzbarkeit des Selbstwertgefühls.

Depression bedeutet in diesem Zusammenhang:

- Ich-Hemmung,
- Absinken der Selbstachtung,
- Hilflosigkeit, Ohnmacht.

Dies führt zum Versagen gegenüber dem Wunsch, geliebt und geachtet zu werden und vollwertig zu sein (emotionale Annahme) sowie gegenüber dem Wunsch, stark zu sein (narzisstische Annahme). Des Weiteren führt dies zum Versagen gegenüber dem Wunsch, gut und liebevoll zu sein (moralische Annahme).

4.3. Der psychische Masochismus

Nicht im ICD-10 aufgeführt.

Definition:
Lebensarrangement, bei dem Menschen ständig Leiden, Unglück und Schicksalsschläge beschert werden (z.B. Frauen von Alkoholikern, deren neuer Partner ebenfalls Alkoholiker ist. Diese Frauen leben auch in der neuen Beziehung mit vertrauten Bedingungen).

Psychodynamik (Freud):
Freud spricht von einem „moralischen Masochismus“. Aus seiner Sicht werden Leiden und Bestraftwerden in sexuelle Lust umgesetzt. Dabei herrscht ein Konsens zwischen Ich und Über-Ich. Hier agiert der Mensch nach dem Prinzip „Solange ich mich selbst bestrafe, habe ich vor meinem Gewissen Ruhe“. Es herrschen also keine bewussten Schuldgefühle.

Therapie:

- Psychotherapie (Tiefenfundierte Psychotherapie, Psychoanalyse) in Kombination mit einer
- Medikamentösen Therapie (Neuroleptika, Antidepressiva).

4.4. Artifizielle Störung und Selbstverletzung

Klassifikation nach ICD-10:
Man unterscheidet in heimliche Selbstverletzung und offene Selbstverletzung:

- Artifizielle Störung (F68.1) (heimliche Selbstverletzung)
- Vorgetäuschte Beschwerden oder Krankheiten
- Vorsätzliche Selbstverletzung (F60.31) (offene Selbstverletzung)

Offene Selbstverletzung:

a. Oberflächliche Selbstverletzung
b. Tiefe, schwere Selbstverletzung (Verbrennung, Verätzung)

Artifizielle Selbstverletzung (heimliche Selbstverletzung):
1.

- Reizzustände der Haut (nicht heilende Haut- und Schleimhautulcera)
- Anämien (Aderlässe, Marcumar)
- Hypoglykämien
- Unklare Fieberattacken

2.

- Urologische Symptome
- Traumatische Syndrome (z.B. Gelenkverletzungen)

3. Sonderform der artifiziellen Selbstverletzung (Münchhausensyndrom):

- Verletzungen und Pseudologia phantastica (zwanghaftes Erzählen von Halbwahrheiten oder Erfindungen)
- Soziale Probleme
- Verschiedene Krankenhäuser, Ärzte werden aufgesucht
- Krankheiten werden vorgetäuscht (Krankenhaussüchtig)
- Verleiten Ärzte zu riskanten Eingriffen

Krankheitsverlauf:
Teilweise chronisch mit schweren körperlichen Schädigungen (Verstümmelungen).

Psychodynamik:
Autoaggression führt zu:
1. Lustgewinn
Hier spricht man auch von einer sexuellen Deviation des Masochismus.

2. Münchhausen: (artifiziell)

- Hoffnung auf Interesse und Beachtung.
- Geltungsbedürfnisse und Wünsche nach emotionaler Zuwendung.
- Plausibles Motiv fehlt.

4. Neurosen mit ausgeprägter Autoaggression

Ursachen:

- Häufung traumatischer Ereignisse (sexueller Missbrauch).
- Dissoziative Bewusstseinsstörung: pathologische Verarbeitung von psychischer Traumatisierung.

3. Bewusste Simulation (Z76.5)
Bewusst angestrebter Vorteil (z.B. Straferlass, Rente).

Therapie:

- Psychotherapie (analytisch)
- plus psychosomatische Mitbetreuung.

5. Zwangsstörung (Zwangsneurose)

Definition Zwangsstörung:
Gefühl subjektiven Zwangs. Dieses Gefühl ist trotz aller Einsicht in seiner Unsinnigkeit nicht unterdrückbar.

Das ICD-10 unterteilt in:

- Zwangsstörung (F42)
- Zwangsgedanken (F42.0)
- Zwangshandlungen (F42.1)

Epidemiologie:

- Frauen = Männer
- Frauen: mehr Waschzwang
- Männer: mehr Kontrollzwang

Ätiologie:
Häufig interpersonale und soziale Defizite.

Biologische Ätiologie:

- Genetische Faktoren
- Immunologische Faktoren
- Neurobiologische Faktoren (Geburt)
- Neurotransmitterfunktionsstörungen

Phänomen des Zwangs:

- Das Ich wehrt sich intensiv aber vergeblich gegen sich bahnbrechende Impulse.
- Zwangsinhalte werden jedoch als im Menschen selbst entstanden erlebt. Gleichzeitig besteht ein Fremdheitsgefühl des Symptoms.
- Als Folge tritt eine Ich-Fremdheit bei gleichzeitiger Einsicht in das Unsinnige des Verhaltens auf.

Entstehung der Zwangsstörung

1. Hypothese:

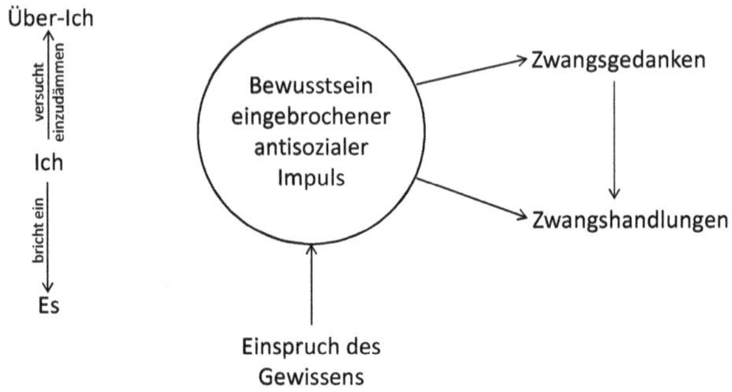

2. Hypothese:

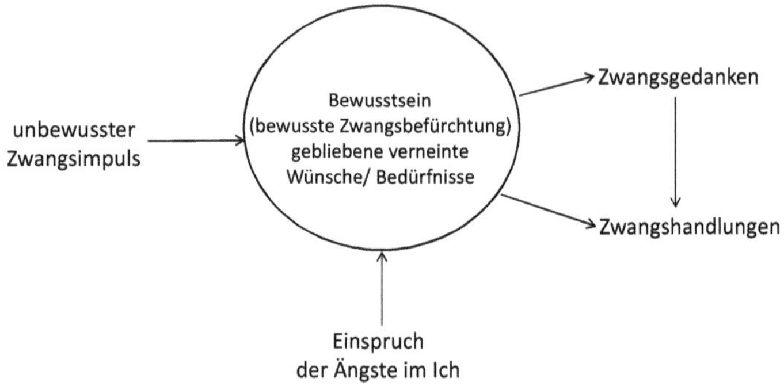

Verlaufsformen:
Beginn:

1. Plötzlich
2. Schleichend

4 Verlaufsformen:

1. Anankastische Reaktion
   Zwangspersönlichkeit (anankastische Persönlichkeitsstörung, F60.5) ist von der Zwangsneurose abzugrenzen.

   Positiv prognostische Faktoren:

   - Episodischer Verlauf
   - Guter prämorbider Zustand
   - Kurze Dauer der Störung
   - Klar erkennbare Eigenmotivation

   Negativ prognostische Faktoren:

   - Lange Krankheitsdauer
   - Vorherrschende depressive Störung
   - Rein kognitive Zwänge (Zwangsgedanken)
   - Existenz von überwertigen Ideen
2. Episodisch/ phasisch
3. Chronischer Verlauf
4. Progrediente maligne Verlaufsform

Psychodynamik und Psychogenese:
Archaische Triebanteile, die keinen Anschluss an Ich-Bedingungen gefunden haben z.B. Impulse der analen Phase wie anal lustvolle, anal sadistisch-aggressive Wünsche und antisoziale Bedürfnisse finden den Durchbruch ins Bewusstsein. Damit werden sie zu bewussten Zwangsvorstellungen. Die Abwehr vor dem Durchbruch ins Bewusstsein basiert weniger auf Verdrängung, sondern vielmehr auf Isolierung sowohl inhaltlicher als auch affektiver Impulse.

5. Zwangsstörung (Zwangsneurose)

Zwangsneurotische Syndrome:

- Abwehrsystem gegen unerlaubte sexuelle und aggressive Triebimpulse.
- Das Gewissen des Zwangsneurotikers ist streng und rigide.
- Die Über-Ich-Strenge führt zur Internalisierung der rigiden Wertvorstellungen.
- Damit wird der äußerer Zwang zum inneren Zwang.
- Insgesamt herrscht eine Hypermoralität gegen als antisozial erlebte Triebwünsche.

Abwehr bei der Zwangsneurose:

- Reaktionsbildung
- Regression
- Isolierung
- Ungeschehen machen
- Intellektualisierung

Bei zunehmendem Zweifel hinsichtlich des Versagens der Abwehrmechanismen kommt es zu einer deutlichen Zunahme der Ambivalenz. Diese bewirkt Handlungsstörungen. Diese Handlungsstörungen können einerseits zu Ich-Störungen führen und damit zu Persönlichkeitsstörungen und Psychosen, andererseits zu einer ausgeprägten Über-Ich-Bildung einhergehend mit einer Ich-Schwächung. Diese Konstellation führt nach Erikson zu gesteigertem Schamgefühl und zu noch mehr Zweifel.

Symptomatik:
Zentrale Symptome:

- Gefühl subjektiven Zwangs.
- Zwangsgefühl ist trotz aller Einsicht in seine Unsinnigkeit nicht unterdrückbar.
- Ängstlich getönte Gefühlslage.
- Unterbrechung des Rituals von außen führt zu panischer Angst.

Die Symptomatik der Zwangsstörung lässt sich in 4 Störungen unterteilen:

1. Zwangsgedanken: Denkstörung
   Formale Denkstörung
   - Grübeln,
   - ständiges Wiederholen der gleichen Abläufe,
   - Weitschweifigkeit,
   - Verlust des Blickes für das Wesentliche.

   Folge:
   - Dominieren der Zweifel.
   - Ein Denkinhalt kann das ganze Leben bestimmen (z.B. Zählzwang).
   - Es dominiert eine magische Grundeinstellung.
2. Zwangsimpulse, Zwangsantrieben (wurden mit den Zwangsgedanken in ICD-10 zusammengefasst).
   - Einschießende Vorstellung, meist aggressiven Charakters.
   - Dranghaft erlebte Gedanken und Gefühle einen anderen angreifen, ermorden etc. zu müssen.
   - Impulse, Kinder umbringen zu müssen.
3. Zwangseinfallen
   - Impulse aggressiven und sexuellen Charakters.
   - Dranghaft erlebte Gedanken und Gefühle, einen anderen anzugreifen, zu verletzen, anzuspucken, zu ermorden, anzuschreien, unsittlich anzufassen, zu bestehlen etc..
4. Zwangshandlungen
   - Folge der inhaltlichen Zwangsideen.
   - Magische Rituale sollen das Böse bannen.
   - Erstrecken sich auf Denkvorgänge, Sprache und Handlungen.
   - Kontrollzwänge sichern vor den Folgen der Gedanken, müssen aber wiederholt werden, weil sich Zweifel rasch durchsetzen.
   - Zwanghafte Langsamkeit möglich (kann täglich viel Zeit kosten).

Die von einer Zwangsneurose betroffenen Patienten fühlen sich unfrei. Die sich penetrant einstellenden Erscheinungen lösen bei den Patienten mit meist ausgeprägtem ethischen Empfinden zusätzliche Schuldgefühle und weitere Ängste aus.

Differentialdiagnosen:

- Trichotillomanie (zwanghaftes Haare ausreißen) (gehen oft mit Zwangsgedanken einher)
- Perionychomanie und –phagie (gehen oft mit Zwangsgedanken einher)
- Phobie: zeigen Ängste und Verweichungsverhalten
- Depressive Störungen:
    - Grübelzwänge ähneln Zwangsgedanken
    - Zwangsstörungen können (reaktiv) sekundäre Depressionen bewirken

Therapie:

- Therapie beginnt mit der Diagnose
- 90% profitieren von der Therapie (mäßige bis deutliche Besserung)
- Psychopharmaka (Clomipramin, SSRI) plus Verhaltenstherapie (Verhaltenstherapie besser bei Zwangshandlungen als bei Zwangsgedanken)
- Neurochirurgische Maßnahmen (in Ausnahmefällen)

6. Dissoziative Störung und Depersonalisation

Synonym: Konversionsneurose, hysterische Neurose

Das Konzept der dissoziativen Störung wurde von Pierre Janet (1859-1947) entwickelt.

Definition der dissoziativen Störung:
Krankheitsbild, bei dem es zu einer partiellen oder kompletten Entkopplung von seelischen und körperlichen Funktionen, bzw. zu einer Bewusstseinsspaltung kommt. Dies nennt man Dissoziation. Dabei kommt es zur Desintegration psychischer Funktionen, d.h. zur Auflösung des geordneten Zusammenhanges mit der Konsequenz der Störung des Bewusstseins.

6.1. Dissoziation

Symptomatik und Störungsbilder:

1. Dissoziative Amnesie (F44.0)
   Informationen zur eigenen Person und Vergangenheit werden nicht erinnert. Der Patient hat während dieser Zeit eine Amnesie.

   Ursache: belastende, traumatische Ereignisse.

   Unterscheidung in:

   a. Selektive Amnesie
   b. Generalisierte Amnesie

2. Dissoziative Fugue (F44.1)
   - Patienten verlassen plötzlich ihre Umgebung und halten sich eine Zeitlang woanders auf.
   - Manchmal nehmen sie eine andere Identität an.

  - Der Patient hat während dieser Zeit eine Amnesie.

3. Trance- und Dämmerzustände (F44.3)
   Zeitweiliger Verlust der Wahrnehmung zur Umwelt und zur persönlichen Identität, so als wäre die Person besessen.
4. Dissoziative Identitätsstörung (multiple Persönlichkeit) (F44.81)
   Das Bewusstsein des Betroffenen wird von zwei oder mehreren unterschiedlichen Eigenschaften, Handschriften etc. ausgestattet.

Psychodynamik und Pathogenese:

1. Folge schwerer Traumen (sexuelle Misshandlungen).
2. Einhergehend mit misslungenen Abwehrmechanismen.
3. Dabei tauchen Erinnerungen aus der Vergangenheit auf:
   a. explizite Erinnerungen (erklärende),
   b. implizite Erinnerungen (nichterklärende), daraus können Körpersensationen ausgelöst werden.
4. Lernpsychologisch: situationsabhängiges Lernen.
5. Die Kognitionspsychologie geht von einem erlernten Mechanismus aus, der sich in der Entwicklung neuronaler Strukturen niederschlägt.

6.2. Depersonalisations-/ Derealisationssyndrom

Depersonalisations-/ Derealisationssyndrom F48.1

6.2.1. Depersonalisation

- Ich-Störung, die zwischen einer Psychose und einer Neurose anzutreffen ist (z.B. beim Borderlinesyndrom).
- Fließender Übergang zu den dissoziativen Störungen.
- Unterschied: Depersonalisierte erleben die Störung ganz bewusst als einen zum vorgehenden Erlebten diskrepanten und veränderten Zustand.

Symptomatik:

- Störung der eigenen Identität.
- Gefühl der Entfremdung.

- Gefühl, von der eigenen Psyche/ dem eigenen Körper gehemmt zu sein (wiederholt sich).
- Realitätsprüfung ist dabei völlig erhalten.
- Das eigene „Selbst“ wird verändert, entfremdet, unwirksam wahrgenommen.
- Erlebt sich als gespalten, doppelt, als neben sich stehend.
- Der ganze Körper oder Teile werden als unwirksam, nicht mehr zum Selbst zugehörig erlebt.
- Sensibilität und durchaus Orientierungsstörung und Zeitgefühl können gestört sein.

6.2.2. Derealisation

- Außenwelt wird als fremd, verändert, unwirklich angesehen.
- Angst verrückt zu werde.
- Angststörungen können ausgelöst werden.
- Umgekehrt können Angststörungen auch eine Derealisation auslösen.
- Derealisation plus Borderline Persönlichkeitsstörung plus Depersonalisationsstörung führen in den meisten Fällen zu Selbstverletzungen.
- Deswegen auch, weil Depersonalisierung durch Verletzungen unterbrochen werden kann.

Psychodynamik:

- Abwehrfunktion des Ich vor unbewussten bedrohlichen Affekten.
- Dies beruht auf Störungen in der Entwicklung des Körpers selbst.

Depersonalisationserscheinungen als Symptom können Teil sein von:

- Hysterischer Psychodynamik
- Depressiven Störung
- Angst-, narzisstischen oder Borderline-Störungen

6.2.3. Therapie für die Depersonalisation und für die Derealisation

- Tiefenfundierte Psychotherapie, Psychoanalyse, Körpertherapie
- Medikation (bei Depression/ Angststörung): Antidepressiva ggf. Neuroleptika

7. Belastungs- und Anpassungsstörungen

Belastungs- und Anpassungsstörungen F43.1

Definition:
Protrahierte Reaktion auf eine außergewöhnliche Bedrohung. Wird auch als Posttraumatische Belastungsstörungen (PTBS) bezeichnet.

Entstehung:
Grundlage einer solchen Erkrankung ist ein psychisches Trauma bzw. ein kurzzeitiges oder länger andauerndes sehr belastendes Ereignis. Die Intensität dieses Ereignisses liegt außerhalb der üblichen menschlichen Erfahrung. Hinzukommt, dass dieses Ereignis mit intensiver Angst, Schrecken und Hilflosigkeit einhergeht. Die daraus resultierenden Beeinträchtigungen dauern mehr als 4 Wochen. Sie manifestieren sich bei Erwachsenen oft über Hauptmerkmale der Posttraumatischen Belastungsstörung. Bei Kindern und Jugendlichen oft über anhaltende strukturelle Störung.

Typische Merkmale der PTBS:
Sich wiederholt aufdrängendes Erinnern (Flashbacks) des Traumatas, Alpträume, Vermeidung aller Situationen und die Entstehung von Gleichgültigkeit. Diese Symptome können einerseits zu vegetativer Übererregbarkeit führen (Schreckhaftigkeit, Tachykardie, hypertensive Entgleisungen, Schweißausbrüche) andererseits zu einer depressiven Reaktion mit plötzlicher Suizidreaktion oder zu Entstehung von Süchten führen. Diese Auswirkungen sind abhängig vom Erleben. Diese Traumata bleiben abgehackte Erfahrungen.

Pathogenese:
Entscheidend für die Pathogenese sind intrapsychische, interpersonelle und transaktionelle Desintegration. Diese Desintegration führt zur Zerreißung vertrauensvoller sozialer Beziehungen.

Die Folgen sind:

- Hilflosigkeit,
- das Gefühl ausgeliefert zu sein,
- Erschütterung des Selbst und des Weltverständnisses.

Dies wiederum führt zu einem Zusammenbruch wichtiger psychischer, kognitiver und behavioraler Funktionen.

Die pathogene Vulnerabilität des Traumas ist abhängig von der individuellen Vulnerabilität der Person. Kompromissbildung oder Verdrängung des Konfliktthemas durch das Ich ins Unbewusste gelingt in diesem Falle nicht. Damit wird die Ich-Funktion völlig überfordert. Somit besteht kein intrapsychisches Schema der Verarbeitung mehr. Die einzige Möglichkeit der Verarbeitung besteht im Ausstieg aus dem Ich und in der Abwehr von außen, der sog. Dissoziation. Auch hier bleiben die Traumata „abgekapselte“ Erfahrungen.

Differentialdiagnosen:

- Akute Belastungsreaktion (F43.0)
  Die Belastungsreaktion gilt als vorübergehende Störung bei einem psychisch sonst stabilen Menschen. Diese Störung entsteht nach einer außergewöhnlichen körperlichen oder seelischen Belastung, sie klingt nach Stunden oder Tagen wieder ab.

- Anpassungsstörung (F43.2)
  Zur Anpassungsstörung kommt es nach einer entscheidenden Lebensveränderung und/oder einer schweren körperlichen Krankheit.

Warum werden Traumata so schwer vergessen?
Der Behavioralismus sieht die Ursache darin, dass es hierbei zu einer klassischen und operanten Konditionierung kommt, kombiniert mit einer negativen Verstärkung durch Vermeidungsreaktionen.

Therapie:
Ziel der Therapie:
Rekonstruktion von verletzten Grenzen der Persönlichkeit.

Behandlungsansätze:

1. Verhaltenstherapie plus
2. Tiefenpsychologie plus
3. EMDR (Eye Movement Desensitization and Reprocessing) plus
4. Entspannungsverfahren
5. Spiritualität

Therapie nach erlittenem Trauma:

- Erstversorgung: frühes „Auskotzen"
- Frühtherapie: Antidepressiva und Wiedergewinnung der Selbstkontrolle, Wiedererrichtung der Abwehr
- Spätbehandlung:
    - Empathie
    - Erkennen, dass Psychotherapie nicht immer „heilen" kann
    - Solidarität/ angemessene finanzielle Kompensation

Teil III.

Allgemeine psychosomatische Medizin

Definition:

- Lehre von den körperlichen-seelisch-sozialen Wechselwirkungen in der Entstehung, im Verlauf und in der Behandlung von menschlichen Krankheiten.
- Personenzentrierte Medizin.
- „Rätselhafter Sprung“ vom Psychischen ins Körperliche und umgekehrt.

Der Begriff „Psychosomatik“ wurde 1818 von J. Heinroth eingeführt. Zur Psychosomatik gehören u.a. die Berücksichtigung von psychischen und sozialen Faktoren, die Forschungseinrichtung und das Versorgungsgebiet.

1. Unter Berücksichtigung versteht man:
   Die Berücksichtigung von seelischen und sozialen Faktoren bei der Diagnostik und Therapie von Krankheiten.
2. Unter Forschungsrichtung versteht man:
   Biologische, psychologische und soziale Methoden, die die Bedeutung seelischer und sozialer Vorgänge für die Entstehung, Erhaltung und Therapie von körperlichen Krankheiten untersuchen.
3. Unter Versorgungsgebiet versteht man:
   Mit psychotherapeutischen Methoden ein Klientel von Patienten betreuen, deren Beschwerden sich von rein psychogen über echt psychosomatisch bis zu den Folgeschäden schwerer, chronischer körperlicher Krankheiten erstrecken.

8. Psychosomatische Modelle

8.1. Theorie krankheitsspezifischer psychodynamischer Konflikte

Die Theorie der krankheitsspezifischen psychodynamischen Konflikte wurde von F. Alexander (1891-1964) entwickelt. Er unterschied 1950 zwei psychodynamische Grundmuster, die die Ursache von körperlichen Symptomen darstellen:

1. Konversionssymptome:
   Körperliche Symptome, die unbewusst als symbolischer Ausdruck chronisch unerträglicher emotionaler Konflikte auftreten.
   Ursache:
   Abhängigkeitskonflikt (zentraler Konflikt psychosomatischer Krankheiten)
   Störung der frühen Mutter-Kind-Beziehung:
   - Entstehung einer entsprechenden Abwehr.
   - Die Manifestation der Erkrankung zeigt sich in der Reaktualisierung des Konfliktes oder der Schwächung der ausgebildeten Abwehr.
2. Symptome der vegetativen Neurose:
   Körperliche Symptome werden als funktionelle Begleiterscheinung von chronisch unterdrückten emotionalen Spannungen angesehen. Dabei kommt es zur Störung zwischen Sympathikus und Parasympathikus.
   Folgen:
   - Der Organismus bleibt im Zustand der Bereitstellung zu einer notwendigen Handlung bestehen (Sympathikus).
   - Der Organismus reagiert auf die Notwendigkeit zum Handeln mit Rückzug (Parasympathikus).

8.2. Modell von E. Stern

Das Modell von E. Stern spricht gegen die Annahme krankheitsspezifischer Konflikte. Stern geht von drei Prämissen aus:

1. „Grundkonflikt"
   Allgemein affektive Traumatisierung in allen Formen und Schweregraden während der Entwicklung.
2. Der „auslösende Konflikt"
   Das vielfältige Störungsmuster, das die erwachsene Persönlichkeit verletzt und die Krankheit auslöst.
3. Organlokalisation führt zu „Organminderwertigkeit" (Adler)
   Organprägung durch Symbolisierung oder Konditionierung.

Alle 3 Prämissen können Ursache für eine Manifestation einer psychosomatischen Krankheit sein.

Fazit:
Jeder Konflikt kann über seinen psychobiologischen Niederschlag zu jedem Störungsbild beitragen.

8.3. Modell der Entstehung körperlicher Symptome bei der Konversion und bei der Aktualneurose nach S. Freud

Das Konversionsmodell (S. Freud):

- Umsetzung seelischer Konflikte in körperliche Phänomene.
- Dynamischer Grundgehalt liegt beim Konversionssymptom in der Symbolisierung von Konflikten, Wünschen, Befürchtungen oder Phantasien zu einer für den Patienten nicht mehr verständlichen Körpersprache. Dies führt zu Ausdruckskrankheiten (Uexhüll).
- Im Symptom wird also ein psychischer Konflikt sekundär ins Körperliche konvertiert.

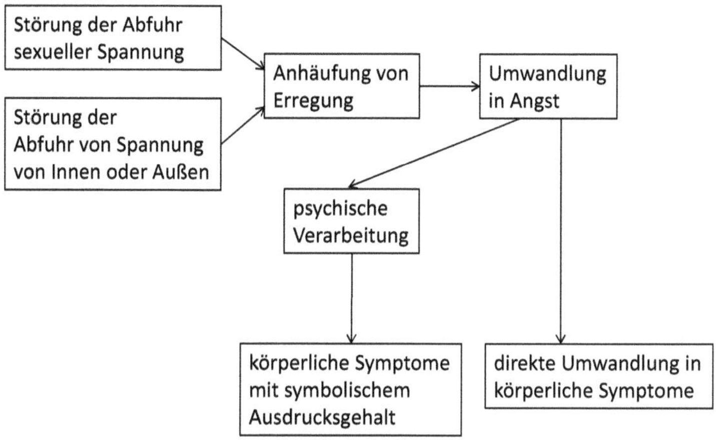

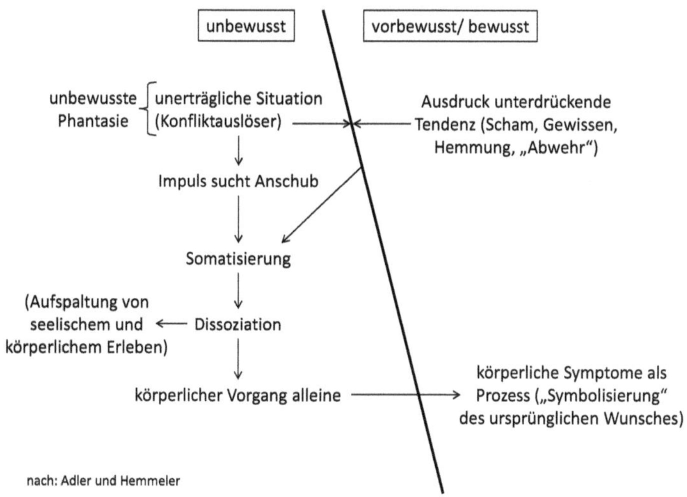

nach: Adler und Hemmeler

Somatisierung kann primär oder sekundär auftreten. Körperliche Symptome können in psychische Symptome (somatopsychische) und psychische Symptome können in körperliche Symptome übergehen (psychosomatische).

1. Somatisierung führt zu einer sekundären Bedeutungshaltigkeit (eine körperliche Erkrankung bekommt eine psychische Bedeutung).
2. Bedeutungshaltigkeit führt zur Somatisierung (eine psychische Erkrankung führt zu einem körperlichen Ausfall).

8.4. Erweiterung des Konversionsmodells durch G.L. Engel/ A. Schmale

Determinanten des Konversationskonzeptes:
Die Symptome sind:

- Phänomenal: „pseudoneurologische" Erscheinungen (Störungen).
- Kommunikativ: körpersprachliche Ausdrucksphänomene.
- Psychodynamik: Symbolbildung zur Lösung eines unbewussten Konfliktes.

8.5. Die Theorie der De- und Resomatisierung (M. Schur)

Dieses Modell sieht die Entwicklung des Kindes als Prozess der Desomatisierung an. Das heißt, bei einer Störung eines Neugeboren kommt es zu einer unkoordiniert körperlichen Reaktion und bei einem Reifen Ich zu einer sekundärprozesshaften Verarbeitung. Beide Störungen führen zur Umkehrung der Desomatisierung. Somit führen sie zur Resomatisierung, also zur Regression in somatische Reaktionen.

8.6. „Das Konzept der zweiphasigen Verdrängung" (Mitscherlich)

Es existieren körperliche Korrelate für bewusste und unbewusste Prozesse und Affekte. Die Antwort auf einen Konflikt kann eine Somatisierung sein. Es kommt zu einer Mobilisierung der Abwehrkräfte mit neurotischer Symptombildung um den Preis der Einengung des Ichs. Durch diese Einengung kann das eigene Ich die Dauerbelastung nicht bewältigen. Es kommt zunächst zur Verdrängung, dann zur Verschiebung in körperliche Abwehrvorgänge und damit zur Ausbildung eines oder mehrerer körperlicher Symptome.

8.7. Französische, psychosomatische Schule (Marty, Fain)

Hypothese:
Patient mit psychosomatischen Krankheiten besitzt eine spezifische Persönlichkeitsstruktur. Dies führt zur Unfähigkeiten Gefühle wahrzunehmen und mit Worten zu beschreiben.

Ursachen der psychosomatischen Struktur:
Operationales Denken:

- Armut in der Beziehung zu seelischen Inhalten.
- Schlechte sprachliche Ausdrucksfähigkeit.
- Patient hat keinen Zugang zu seinen Phantasien.
- Ich-Störung.
- Psychosomatische Regression auf ein primitives Abwehrsystem mit aggressiven und autodestruktiven Tendenzen (Somatisierung).
- Projektive Verdopplung: Der psychosomatische Patienten sieht den anderen stereotyp wie er sich selbst sieht.

8.8. Das lerntheoretische Konzept

- Diese Theorie geht davon aus, dass Lernprozesse bei Störungen von entscheidender Bedeutung sind.
- Psychische Störungen werden als Verhaltensstörungen verstanden, welche entweder durch unerwünschte oder durch fehlende Lernprozesse entstanden sind.
- Die Beseitigung kann nur durch erneute Lernprozesse erfolgen.
- Somit ist eine neurotische Angst eine gelernte emotionale Reaktion.
- Folglich verursacht affektives Verhalten körperliche Reaktionen auf dem Gebiet des autonomen Nervensystems. Dies kann zu Gewebeschädigung führen, wobei hier eine Organwahl erfolgen kann. Dies

ist auf das Vorhandensein von individuellen Unterschieden in den Mustern vegetativer Reaktionsbereitschaft zurückzuführen.

8.9. Das Stressmodell

Definition:
Missverhältnis eines äußeren oder inneren Reizes zur „normalen" Verarbeitungsmöglichkeit. Eine verstärkte übernormale Reaktion zur Bewältigung dieser Anforderungen ist die Folge.

Stressmodell nach Selye:
Zur Erhaltung der Homöostase spricht Hans Selye von Eustress. Hier wird die Leistung trainiert und gefördert. Durch Distress entsteht ein schädigender Einfluss für den Organismus. Daraus entwickelte Selye die Theorie des Allgemeinen-Anpassungssyndroms, welches sich in 3 Phasen aufteilt:

1. Alarmreaktion (körperlicher Leistungsabfall)
2. Wiederstand (Erhöhung der Leistungsfähigkeit)
3. Erschöpfung

Stressmodell nach Rahe und Arthur:
Bei diesem Modell beeinflussen die Lebenssituation und die Wahrnehmung der Lebenssituation die Abwehrmechanismen. Dabei kommt es zu einer psycho-physischen Reaktion. Von der Bewältigung der psychophysischen Situation hängt das Krankheitsverhalten bzw. das Ausmaß dieser Erkrankung ab.

8.10. Psychoimmunologie

Seelisches Erleben und Verhalten beeinflusst die Aktivität des Immunsystems und umgekehrt. Es gibt eine angeborene Immunität und eine spezifische Immunität, die im Laufe des Lebens erworben wird. Die psychischen Faktoren können sowohl die angeborene Immunität als auch die spezifische Immunität schwächen, sie können sie aber auch stärken.

8.11. Integratives Modell von Krankheit (H. Weiner)

Definition:
Gesundheit ist nicht als Abwesenheit von Krankheit anzusehen, sondern wird als erfolgreiche psychobiologische Anpassung an die Umwelt definiert.

Krankheit:

- Wird als Beeinträchtigung oder Störung bestimmter Anteile der Struktur oder der Funktion eines Menschen verstanden bzw. als
- Unfähigkeit des Menschen, sich an verschiedene Umweltsituationen oder an eine Krankheit anzupassen.
- Es handelt sich bei der Krankheit um einen Zusammenbruch der biologischen Anpassung.

Behandlung bedeutet, das adaptive Versagen zu verbessern oder zu korrigieren, aber nicht zu heilen.

Teil IV.

Spezielle psychosomatische Medizin

9. Einteilung der psychosomatischen Medizin

Gliederung nach den Organsystemen oder Fachgebieten

- Verdauungstrakt
- Respirationstrakt
- Herz-Kreislauf-System
- Hautsystem

Des Weiteren erfolgt die Einteilung der psychosomatischen Medizin in 4 Gruppen:
1. Gruppe:

- Organkrankheiten mit psychosozialer Komponente.
- Bereitstellungserkrankungen (Uexhüll), weil sie mit vegetativen Bereitstellungserkrankungen (Flucht, Aggression) verknüpft sind (z.B. Colitis ulcerosa, essentielle Hypertonie).

2. Gruppe:

- Konversionsneurosen (ICD-10: Dissoziative Störungen oder Ausdruckskrankheiten).
- Verarbeiten einen verinnerlichten Konflikt (Neurosen) (z.B. psychogene Lähmungen, psychogene Erkrankungen, psychogene Erblindung oder Ertaubung).

3. Gruppe:

- Funktionelle Syndrome (ICD-10: somatoforme Störungen, früher auch: psychovegetative Störungen).
- Syndrome: Magen-Darm-Trakt, kardiovaskuläres System, Kopfschmerzen.

4. Gruppe:

- Somatopsychische Störung (sekundär psychosomatische Erscheinungen und Krankheiten).
- Patienten sind bereits Träger einer primär organischen Erkrankung.

Somatoforme Störungen:
In DSM-III seit 1980 enthalten.
Strenge Unterscheidung zwischen psychosomatischer Erkrankung und somatischer Erkrankung ist heute weitgehend verlassen, auch weil die Krankheiten multifaktorieller Genese sind.

10. Konversionsstörungen/ dissoziative Störungen der Bewegung und Sinnesempfindung (hysterische Neurosen)

Dissoziative Störungen und Konversionsstörungen ersetzen in der ICD-10 den Begriff der Hysterie und der hysterischen Neurose. Das Problem sind die unterschiedlichen Behandlungen der oft miteinander kombinierten psychogenen Störung des Körpers (Konversionssymptome) und des Bewusstseins (dissoziative Symptome).

Daher wird in DSM-IV betont, dass die Konversionsstörungen, wie auch die Somatisierungsstörungen, unter den somatoformen Störungen einzuordnen sind. In DSM-IV erhält die dissoziative Störung eine eigene Kategorie.
Die ICD-10 hingegen fasst Konversion und dissoziative Störungen unter der Gesamtrubrik der dissoziativen Störungen (F44) zusammen. Bei den somatoformen Störungen bleibt nur die Somatisierungsstörung.

Abwehrmechanismus bei dissoziativen und Konversionsereignissen:

1. Identifizierungsneigung (bei Konversionsneurotikern), führt zu einer perfekten Übernahme der Krankheitsmuster
2. Verdrängung (Amnesie, Wahrnehmungsstörung)
3. Verleugnung (Amnesie, Wahrnehmungsstörung)
4. Hyperemotionalität (Auseinandersetzung mit innerem [Gewissen] und äußerem Beobachter [soziales Gegenüber])
5. Verschiebung
6. Projektion
7. Veränderung des Selbstbildes (meist regressiv) durch:

- dramatische Auftritte,
- hysterische Szenen,
- Hyperemotionalität.

Therapie:

- Psychotherapeutische Prognose umso besser, je „reifer“ die Neurose ist.
- Konversionssymptome sind durch Suggestibilität rückgängig zu machen.

11. Hysterische Neurose

(Überholter Begriff)

Guse (amerikanischer Psychiater):

- Pseudourologische Konversionssymptome
- Hysteria

DSM-IV: Unterformen des hysterischen Syndroms:

1. Somatisierungsstörung
   Polysymptomatischer Typ der Hysterie (≈ psychovegetative Störung, funktionelles Syndrom)
2. Konversionsstörung
    - Konversionstyp der Hysterie
    - Pseudoneurologische psychogene Störung (Anfälle, Störung der Motorik, der Sensibilität und der Wahrnehmung)
        - Anfälle (primärer und sekundärer Krankheitsbeginn):
            - Psychogene Synkopen
            - Affektausbrüche
            - Areaktive Anfälle (epilepsieähnlich, „arc de cercle“)
            - Nachgeahmte Anfälle
        - Störungen der Motorik:
            - Paresen
            - Gangstörung
            - Spastik
            - Tremor
        - Störungen der Sensibilität
        - Störungen der Wahrnehmung
    - Frauen > Männer
    - Präferenz: Erwachsenenalter
    - Akuter Beginn
    - Rezidivneigung erheblich

  - Chronifizierungsrate hoch
  - Folgende Punkte sprechen für einen guten Verlauf:
    - Akuter Beginn und eindeutige psychosoziale Belastung
    - Störung im motorischen Bereich
    - Kurzes Bestehen der Symptomatik
    - Rascher Beginn der Behandlung
    - Keine intellektuellen Defizite

3. Dissoziative Störung
   Dissoziativer Typ der Hysterie geht mit Bewusstseinsstörungen einher.
4. Histrionische Persönlichkeit
   Siehe hysterische Persönlichkeit.

Ursache:

- Sexueller Missbrauch
- Impotentia satisfactionis

Psychodynamik und Pathogenese:

- Körperliche Bereitschaft (Konstitution, eigene Krankheitserlebnisse), dies führt zu psychogener Symptombildung (dies ist ökonomischer als ein völlig andersartiges Störungsbild zu entwickeln).
- Verminderte Intelligenz.
- Entwicklungsstörungen in der frühen Phase (Abhängigkeitsthematik), dies führt zu Entwicklungsschäden (Trauma).
- Sexueller Missbrauch.
- Psychoanalyse: unbewusste Vorstellungen und Phantasien (ödipale Problematik).

Symptome:

- Vielfalt somatischer Symptome, eben die hysterischen Symptome
- Störung des Erlebens und der Sexualität
- Zahlreiche Bewusstseinsveränderungen
- Phobische Angstphänomene (Freud: „Angsthysterie“)
- Konversion
- Freud: alles auf Ödipuskomplex zurück zu führen

Differentialdiagnosen:
Psychogener Krampfanfälle vs. echter Krampfanfall.

Psychogener Krampfanfall:

- Keine weite, lichtstarre Pupille
- Kein psychogener Anfall mit offenen Augen
- Nicht aus dem Schlaf heraus
- Häufig kein Zungenbiss, kein Einnässen oder Einkoten
- Verletzungen seltener, weil der Betroffene sich abstützt, bevor er „stürzt“
- Anfalls-EEG unauffällig (nicht beweisend)

Echter Krampfanfall:

- Weite, lichtstarre Pupillen
- Mit offenen Augen
- Häufig Zungenbiss, Einnässen, Einkoten
- Häufig Verletzungen nach Sturz
- Häufig EEG-Auffälligkeiten (epilepsietypische Potentiale), ein unauffälliges EEG spricht nicht gegen einen epileptischen Anfall

12. Somatisierungsstörung

F45.0: Somatoforme Störung (sehen somatisch aus, sind es in der Sache nicht)

Definition:

- Fluktuierendes polysymptomatisches Krankheitsbild
- Erstreckt sich auf verschiedene Organsysteme

Epidemiologie:
Frauen > Männer

Symptomatik:
Lange Vorgeschichten mit Diagnostik.

Screening-Test (Othmer und De Souza) nannten 7 Symptome:

1. Kurzatmigkeit
2. Dysmenorrhoe
3. Brennen in den Geschlechtsorganen
4. Kloßgefühl
5. Amnesie
6. Erbrechen
7. Schmerzen in den Extremitäten

Differentialdiagnosen:

- Funktionelle Störung
- Hypochondrie (mehr Sorge als Symptom)
- Angststörung
- Depressive Verstimmung
- Dissoziative/ Konversionsstörungen

13. Somatoforme autonome Funktionsstörungen

(Funktionelle oder psychovegetative Syndrome.)

Funktionelles Syndrom:
Formen:

- Reaktive, kurzdauernde, spontan ausheilende Form.
- Chronische Form mit einer Reihe mehr oder minder umschriebener Symptome.
- Verlaufsform mit kurzdauernder, dafür aber diffus wechselnder Symptome.
- Das vage „psychosomatische Syndrom".

Probleme:

- Symptomwechsel (2/3) und
- Chronifizierung (1/3)

Symptome:

- Wechselndes Bild körperlicher Beschwerden an vegetativ versorgten Organen ohne organisches Substrat.
- Die Beschwerden gehen ohne feste Grenze zu rein seelisch empfundenen Spannungszuständen über (psychovegetative Störung).
- Sehr häufig zwischen dem 14.-34. Lebensjahr.

ICD-10 legte neuen Begriff fest: somatoforme autonome Funktionsstörung:

- Abgrenzung von Somatisierungsstörung (Neubenennung des polysymptomatischen Typs der Hysterie).
- Somatoforme Störungen.

Warum chronifizieren psychosomatische Störungen?

- Sie haben keine adäquate organpathologische Grundlage.
- Symptome werden in eine der gerade verfügbaren Diagnosen gepresst.
- Therapeutische Misserfolge führen zu Wiederholung und Intensivierung.
- Zusammenhang mit psychosozialen Problemen wird weder erwogen noch überhaupt für möglich gehalten.
- Kosten für Therapien werden anstandslos übernommen.

Klassifikation und Organsysteme:
Die ersten fünf Kategorien sind in der ICD-10 separat klassifizierbar:

- Funktionelle Störung des oberen Gastrointestinaltraktes (Globusgefühl, Schluckstörung, Luftschlucken)
- Funktionelle Störungen des unteren Gastrointestinaltraktes (Obstipation, Diarrhoe, Colon irritable)
- Funktionelle Störung des respiratorischen Systems
- Funktionelle Störung des kardiovaskulären Systems (paroxysmale Tachykardie, supraventrikuläre/ ventrikuläre Tachykardie)
- Funktionelles Kopfschmerzsyndrom (Spannungskopfschmerz, Migräne, vasomotorischer Kopfschmerz)

Führt zum „Allgemeinen psychosomatischen Syndrom“ mit Erröten, Zittern, Ängstlichkeit, Nervosität, Unruhe.

Psychodynamik und Pathogenese:

- Bei funktionellen Syndromen: auslösende Ursache der auftretenden Beschwerden unbekannt.
- Keine Kausalität zwischen messbarer Dysfunktion und psychovegetativer Störung.
- Entscheidend für die Krankheitsentwicklung:

    a. Bewertung der Störung
    b. Erhöhte Aufmerksamkeit

Funktionsstörungsmodell:

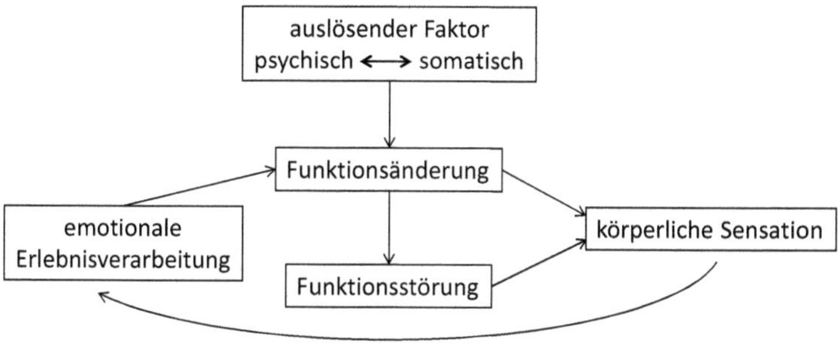

Modell psychovegetativer Störung:
Bewusste und unbewusste Affekte werden in vegetative Spannungen umgesetzt.

- Dies führt zu psychophysiologischer Symptombildung.
- Sie führen zu symptomatischen Dysfunktionen.
- Jeder Affekt bleibt „vegetativ" getönt.
- Psychische (affektive) Spannungen setzen sich quasi reflektorisch in vegetative Störungen um.
- Dysfunktionen sowie Missempfindungen für den Patienten sind die Folge.

Fenickel (Psychoanalytiker):
Sprach von einer Organneurose, bei der die konversionsneurotische/ hysterische Form des Organerlebens die Veränderungen mit phantasierten sozialen Bezügen erhalten geblieben ist, während sie bei den funktionellen Störungen ganz oder teilweise verloren gegangen ist. Das führt zum Konflikt zwischen dem Mensch und seinem funktionsgestörten Organ.

Ermann:
Patienten mit psychovegetativen Störungen haben eine strukturelle Ich-Störung (Defizitmodell). Diese Ich-Störung resultiert aus einer mangelhaften Desomatisierung von Affekten. Dies ist mit einer erhöhten affektiven Besetzung von Körperfunktionen und Organen verbunden.
Reicht die Abwehr nicht aus, kommt es zur Aktivierung der körperzentrierten Wahrnehmung (starke körperliche Symptombildung). Es folgt eine Beruhigungsphase. Danach beginnt die Sekundärbearbeitung des negativen Geschehens. Daraus resultiert eine Angst vor den Körpersymptomen als Zeichen des Versuches der Ich-Stabilisierung. Die Konsequenz ist eine Ich-Einengung, die entweder zur Hypochondrie oder zu körperbezogene Phobie führen kann.

Diagnosestellung:

- Ausschluss organischen Leidens.
- Beobachtung/ Anamnese.
- Das funktionelle Syndrom ist keine Ausschlussdiagnose sondern eine positive Diagnose.

Positive diagnostische Hinweise auf Psychogenese:

- Sensibilitätsstörung nach Kleidungsschema.
- Diffuse, bildhafte Darstellung der Symptome.
- Interaktionsverhalten (appellativ, fordernd).
- Häufiger Arztwechsel.
- Unklare frühere Erkrankungen.
- Gestörte biographische Entwicklung.
- Aktuelle Hinweise auf eine belastende Lebenssituation.
- Missverhältnis zwischen subjektiver Beschwerde und objektivem Befund.
- Fehlen eines hinreichend erklärenden organischen Befundes.

14. Die anhaltende somatoforme Schmerzstörung (psychogenes Schmerzsyndrom)

DSM-IV:
Somatoforme Schmerzstörung

ICD-10:
Anhaltende somatoforme Schmerzstörung (F45.4)

Schmerzen:
„Schmerz ist ein unangenehmes Sinnes- und Gefühlserlebnis, das mit aktueller oder potentieller Gewebeschädigung verknüpft ist oder mit Begriffen einer solchen beschrieben wird."

Chronischer Schmerz:

- Durch weitere Faktoren, vor allem Emotionen, Stimmungen, Gedächtnisinhalte, soziale Verstärkung bedingt.
- Schmerzen können auch ausschließlich psychisch bedingt sein.

E. Weiss:
Schmerzen seelischer Probleme in der Form körperlicher Schmerzen (Verwechslung von „Seelenschmerz" mit „Körperschmerz").

Engel:
Schmerz ist niemals neutral

- Schützt Körper vor Verletzungen.
- Führt zu Entstehung des Körperbildes.
- Führt zu Erfahrung der Umwelt.
- Führt zu Entstehung sozialer Beziehung durch:
  - Weinen
  - Trösten
  - Schmerz und Strafe
  - Aggression/ Macht
  - Angst vor Verlust
  - Sexuelle Erregung

Symptomatik:
Nicht einheitlich

Psychodynamik und Pathogenese:

- Larvierte Depression.
- Unbewusste Schuldgefühle.
- Umsetzung von Affekten in vegetative Spannungen.
- Konversionsmechanismus (körperliche Symbolisierung).
- Schmerzsyndrom als Ersatzbildung.
- Lerntheoretisch.

Diagnostische Probleme:

- Patienten suchen Somatiker auf.
- Konzentration auf Schmerzen.
- Fragen und Lebensumstände werden als sich in Frage gestellt verstanden.

Therapie:
Bevorzugung „harter“ und „eingreifender“ Therapiemaßnahmen.

Differentialdiagnose:

- Organische Erkrankungen
- Depression
- Schizophrenie
- Hypochondrische Beschwerden

15. Funktionelle Störungen bestimmter Organsysteme

Funktionelle Störungen des vestibulären Systems

- Der nichtorganische (funktionelle) Schwindel.
- ICD-10 kennt separate Diagnose eines funktionellen Schwindels nicht.
- Physischer, psychischer, moralischer Verlust des Gleichgewichtes.

Ursachen psychogener Schwindelzustände:

- Angst (Schwindel ersetzt/ verdrängt Angst)
- Konversionssyndrom bei dissoziativen Störungen
- Depressionsäquivalent

Symptomkonstellation bei psychogenem Schwindel:

- Meist „Schwankschwindel"
- Diffuser Schwindel, führt zu Gangunsicherheit
- Dauerschwindel eher als Attackenschwindel
- Beachtung der Auslösesituation
- Phobischer Schwankschwindel (Störung der Abstimmung zwischen Efferenz und Efferenzkopie)

Ursachen des phobischen Schwankschwindels:

- Depressive Symptome
- Vorangegangene Belastung und Konfliktsituation
- Dissoziative Störung der Konversionsstörung
- Somatoforme autonome Störung
- Depersonalisationssymptome
- Bei leichten organischen Läsionen

Therapie:
Richtet sich nach der psychosomatischen/ psychischen Störung.

Hörsturz

Symptome:

- Plötzlich, meist einseitig auftretender Hörverlust (Schallempfindungsstörung)
- In 70% der Fälle zusätzlich Tinnitus

Psychosomatische Aspekte des Hörsturzes:

- Genese ist multifaktoriell.
- Psychische Faktoren spielen eine Rolle.
- Während einer Krise/ belastenden Lebenssituation im Berufsleben werden psychische Affekte (Ohnmacht, Wut, etc.) ausgelöst. Diese werden abgewehrt und führen zur Somatisierung (vegetative Entgleisung).

Somatische Erklärung:
Hypoxie der Sinneshaarzellen bei Mikrozirkulationsstörungen in der Cochlea.

Stresstheorie:
Hörsturz als Überlastungsreaktion.

Therapie:

- Stressreduktion/ Stressverarbeitung
- Tiefenpsychologische Bearbeitung der belastenden Konfliktsituation

Tinnitus

Einteilung:
Akut vs. chronisch
Objektiv vs. subjektiv
Kompensiert vs. dekompensiert

Komplexer chronischer Tinnitus:
Vorübergehende oder dauerhafte ein- oder doppelseitige Wahrnehmung von Tönen und Geräuschen.

Psychosomatische Aspekte:
Aus einem Tinnitusträger wird, aufgrund eines Zusammenbruches der Bewältigung und Verarbeitungsmöglichkeiten, ein Tinnituskranker.

„Tinnituspersönlichkeit“:

- Hohes Kontrollbedürfnis
- Perfektionismus
- Hohe Verantwortungsbereitschaft
- Grundhaltung des „Durchhalten müssens“
- Persönlichkeiten vom Typ A (innere Unruhe, Hektik, Nervosität)

Therapie:

- Verhaltenstherapie
- Psychodynamische Kurztherapie

Komorbidität:

- Angst
- Depression
- Sucht

Funktionelle Störungen des kardiovasculären Systems

Funktionelle Störungen des kardiovasculären Systems F45.30

Symptome: (vielgestaltig nach Uexhüll)

- Auf das Herz bezogene Beschwerden (Herzklopfen, Herzjagen, pectanginöse Beschwerden)
- Allgemeine Beschwerden (Abgeschlagenheit, Müdigkeit, Erschöpfung, Schwarzwerden vor Augen)
- Auf die Atmung bezogene Beschwerden (Beklemmungsgefühl beim Atmen, erschwertes Atmen, Engegefühl)
- Vegetative Beschwerden (Schlafstörungen, Zittern, Kältegefühl, Schwindel, Schwitzen)
- Psychische Beschwerden (Reizbarkeit, Angst, innere Unruhe, niedergedrückte Stimmung)

Therapie:
Symptomatisch

Differentialdiagnosen:

- Panikstörung, Ängste
- Herzangststörung, Herzangstneurose
- Herzinfarkt
- Hypochondrie

Das Reizdarmsyndrom

Einteilung in:

1. Dyspepsie (F45.31)
   Somatoforme autonome Funktionsstörung des oberen Gastrointestinaltraktes.
2. Colon irritabile (F45.32)
   Somatoforme autonome Funktionsstörung des unteren Gastrointestinaltraktes.

Nachteil:
Abgrenzung zu „funktionellen Blähungen“ oder zu „funktionellem Durchfall“ fehlt.

Chronische Dyspepsie:
Beschwerdedauer (Druckgefühl, Schmerzen) über 6 Monate.

Colon irritabile:
Wenn folgende Symptome über 3 Monate anhalten:

- Abdominelle Schmerzen oder Unwohlsein, welche sich durch Stuhlgang bessern und/oder mit einer Änderung der Stuhlhäufigkeit verbunden sind.
- Mindestens 2 der folgenden Symptome in mindestens 25% der Zeit:
  1. Veränderte Stuhlhäufigkeit (> als 3 x/Tag oder < als 3 x/Woche)
  2. Veränderte Stuhlkonsistenz
  3. Veränderte Stuhlpassage
  4. Abgang von Schleim
  5. Blähungen (Flatulenzen)

Abdominelle Schmerzen mit Veränderung der Stuhlhäufigkeit und/ oder Stuhlkonsistenz.

Diagnostik:
Ausschluss organischer Genese.

Pathophysiologie:
Enterisches Nervensystem („kleines Gehirn")

1. Diskussion über Themen, Ärger oder Vorwurf führen zu schmerzhaft empfundenen Kontraktionen des Darmes und erhöhter motorischer Aktivität.
2. Gefühle, Hoffnung, Hilflosigkeit führen zu Aussetzten der Kolonaktivität.

Psychodynamik:

- Zusammenhang zwischen Missbrauchserfahrungen und Reizdarmsyndrom.
- Persönlichkeitszüge die Äußerungen von Affekten (Ängsten, Aggressionen) verbieten.
- Wunsch nach Unabhängigkeit, Streben nach überdurchschnittlichen Leistungen.

Therapie:

- Internistisch und psychotherapeutisch (Kurztherapie über 3 Monate)
- Internistisch und Verhaltenstherapie oder tiefenpsychologische Therapie

Nichtorganische Schlafstörungen

Eine Schlafstörung liegt vor, wenn

- Störungen des Ein- und Durchschlafens auftreten,
- die Schlafdauer bzw. das Schlafbedürfnis exzessive Ausmaße annehmen,
- Unregelmäßigkeiten/ Verschiebungen der Schlafzyklen auftreten,
- Störung bestimmter Schlafstadien auftreten.

Pathogenese:
Selten organische Ursache.

Einteilung nach ICD-10:
Dyssomnien:

Primär psychogene Störungen von Dauer, Qualität und Zeitpunkt des Schlafes, Insomnie, Hypersomnie und Störungen des Schlaf-Wach-Rhythmus.

Parasomnien:
In der Kindheit Normalphänomene, im Erwachsenenalter meist psychogene Ereignisse während des Schlafes: Schlafwandler, Alpträume und Pavor nocturans.

Insomnie (F51.0) (am häufigsten):

- Einschlaf-/ Durchschlafstörungen oder Kombination
- Wenn weniger als 6,5 Stunden geschlafen wird
- Die Einschlaflatenz 30 min überschreitet
- Mehr als 30 min nächtliche Wachzeit gegeben ist

Akute Schlafstörung:

- Umstellung des Schlaf-Wach-Rhythmus
- Flugreisen, Schichtarbeit
- Sorgen, Erregung

Einschlafstörung:
Ereignisse des vergangenen Tages

Durchschlafstörungen:
Ereignisse des kommenden Tages

Chronische Schlafstörung:

- Neurotische Persönlichkeitslagen sind oft vorhanden
- Versuchen „mit Gewalt“ einzuschlafen
- Umkehr des Tag-Nacht-Rhythmus

Schlafgestörte Menschen zeigen charakteristische Persönlichkeitsmerkmale:

- Depressive Symptome
- Ängste
- Bedürfnisse nach Anlehnung, Unterstützung, Hilfe

Psychodynamik:

- Psychoreaktive Schlafstörung, der ein neurotischer Konflikt zugrunde liegt.

- Gewissenskonflikte (unbewusste).
- Bedrohliche Triebinhalte der Träume.
- Angst vor dem Tod.
- Aggressivität.
- „Schlafphobiker“ (Angst vor dem Einschlafen [kleiner Tod]).

⇒ Griechische Mythologie: Morpheus (Schlaf) und Thanatos (Tod) sind ein Brüderpaar.

Normphänomen: Schlafstörung bei Trauer, Spannung, Examen

Therapie:

- Erst Diagnose (Typ)
- Kognitive Aufklärung
- Präskription: tagsüber nicht schlafen, schlafen im Bett, schlafen zur gleichen Zeit
- Paradoxe Intentionen: „ich muss nicht schlafen“
- Entspannungstechniken: Autogenes Training
- Milieuveränderungen
- Neurotisch bedingte Konfliktbasis: Fachpsychotherapie
- Medikamentöse Therapie (Antidepressiva)
- Medikation zur Durchbrechung akuter Schlafstörungen: Benzodiazepine, Antidepressiva
- Chronische Schlafstörungen: langsamer Entzug von Medikamenten und begleitende psychotherapeutische Maßnahmen

Störung der sexuellen Funktion

- Einschränkung der sexuellen Erlebnisfähigkeit im Rahmen der Konversionsneurose
- Freud: Neurosen (Folge der psychosexuellen Entwicklung)
- Frigidität (F52.0): sexuelle Interessen fehlen
- Anorgasmie (F52.3): sexuelles Interesse erhalten, beim Verkehr kein Befriedigungserlebnis
- Dyspareunie (F52.6): Schmerzen beim Geschlechtsverkehr
- Vaginismus (F52.5): Verkrampfung bei der Frau
- Impotenz (F52.2)

  a. Impotenz zum Verkehr überhaupt (Impotentia generali)
  b. Befriedigungsimpotenz (Impotentia satisfactionis)

- Ejaculatio praecox (F52.4)

Ursache:
Psychogen: Überkompensation

Überkompensation beim Mann:
Don-Juanismus
Ursache der psychogenen Hypersexualität oder Erotomanie (F 52.7)

Überkompensation bei der Frau:
Nymphomanie (F52.7)

Psychodynamik und Pathogenese:
Ursachenmodell (multifaktoriell):

1. Versagensängste
2. Erlebte sexuelle Traumatisierung
3. Unbewältigte Tabus
4. Partnerprobleme
5. Unrealistische Erwartungen
6. Leistungsdruck, Selbstunsicherheit, negative Einstellung zur Sexualität
7. Hysterische Funktionsstörung (früher)
   Mann = Vater
   Frau = Mutter

   → Inzesttabu mit seinen Drohungen und Ängsten
8. Strenges, rigides Über-Ich verhindert sexuellen Genuss
9. Hingabe und emotionale Bindungsfähigkeit hat abgenommen

   → Auseinanderfallen von Trieb und Zärtlichkeit

Störung der Sexualpräferenz

ICD-10: nennenswerte Abweichungen von der heterosexuellen Partnerwahl

- Perversion (alt)
- Deviation

Abweichungen Männer ›› Frauen
Am häufigsten Homosexualität (in ICD-10 nicht als Störung aufgefasst).

Störung der Sexualpräferenz nach-ICD 10:

- Pädophilie (F65.4)
- Sodomie (mit Tieren) (F65.8)
- Transvestitismus (F64.1): Anlegen von Kleidern des Gegengeschlechtes
- Exhibitionismus (F65.2)
- Sadismus (F65.5): Phantasien oder aktive Misshandlungen
- Masochismus (F65.5): Sex durch erleiden von Qualen
- Fetischismus (F65.0): sexuelle Erregung durch bestimmte Gegenstände

Freud: Anfänglich sehr undifferenzierte Ausprägung des menschlichen Sexualtriebes („polymorph perverse“ Anlage des Säuglings):

- Konstant am menschlichen Sexualtrieb ist das Ziel der Befriedigung, während das Objekt variabel ist.
- Abweichung des Sexualtriebes durch Prägung und Fixierung an bestimmten Vorstellungen zu erklären.
- Die in der Deviation darstellenden Triebformen sind Partialtriebe. Sie können
    a. Nebenziele bleiben oder bei Fehlentwicklungen
    b. zu Hauptzielen werden.

Triebtheorie von K. Leonhard:
Archaische Urinstinkte (genetisch verankert)
→ statische Theorie von Triebvariationen

Reiche/ Dannecker:
Triebvariationen sind sue generis (selbsterzeugend).

Aktuell:
Objektbeziehung, Selbstentwicklung (soziale, kulturelle, genetische, hormonelle Faktoren)

a. Kerngeschlechtsidentität:
   Genuine Gewissheit bezüglich des biologischen Geschlechtes (männlich oder weiblich)
b. Geschlechtsrolle:
    - Soziales Lernen
    - Kognitive Organisation
    - Bewusste/ unbewusste Rollenerwartung

Transsexualität

Transsexualität F64.0

Symptome:

- Nicht korrigierbare Vorstellung, dass das äußerlich wahrnehmbare Geschlecht „falsch“ sei, dass man eigentlich dem anderen Geschlecht angehört.
- Störung der Kerngeschlechtsidentität.
- Hormonell, chromosomal usw. sind diese Menschen in Übereinstimmung mit ihrem äußerem Geschlecht, das sie ablehnen.
- Geschlechtsumwandlung (operativ).

Differentialdiagnosen:
Pseudotranssexualität:

- Wunsch nach Geschlechtsumwandlung ist nicht echt.
- Beeinflussbare Identitätsstörung.

Psychodynamik:
Eine psychodynamisch stimmige Erklärung der Transsexualität fehlt.

Therapie:

- Psychotherapie jeglicher Art
- Berücksichtigung der sozialen Gesichtspunkte

16. Organkrankheiten mit psychosozialer Komponente („Psychosomatosen")

Als Psychosomatose bezeichnet man Organerkrankungen, die ihre Ursache in psychischen Konflikten haben.

Ätiologie:
Organkrankheiten mit psychosozialer Komponente oder psychosomatische Krankheiten im eigentlichen Sinne.

Genese:
Multifaktoriell.

Konzept der Psychosomatosen nach G.L. Engel:
Engel sprach von „somatopsychisch-psychosomatischen Erkrankungen". Er wollte damit die körperlich-seelischen Wechselwirkungen besonders betonen.

Kanon der klassischen Psychosomatosen (F. Alexander 1891-1964):
Alexander kommt zu der Überzeugung, dass sich psychosomatische/ funktionelle Störungen an Organen mit quergestreifter Muskulatur manifestieren.

Wichtige Krankheitsbilder („psychogene organische Störungen"):

1. Asthma bronchiale
2. Ulcus pepticum ventriculi et duodeni
3. Colitis ulcerosa
4. Essentielle Hypertonie
5. Rheumatoide Arthritis

6. Atopisches Ekzem
7. Hyperthyreose

Es kommt zu Endzuständen anhaltender, oft antagonistischer vegetativer Spannungen wobei das Vegetativum und die Emotionen entwicklungsmäßig zusammenhängen. Die Folge des inneren Dauerstresses, wobei hier das Vegetativum die ursprünglichen Emotionen vertritt, sind vegetative Spannungen in Form vegetativer „Als-ob-Reaktionen“ (Flucht, Aggression). Hierbei handelt es sich um eine primär somatische Reaktion auf vegetativen Dauerstress. Somit kommt es zu einer Fortführung der Psychodynamik bei den funktionellen Störungen. Diese funktionellen Störungen sind nicht mehr funktionell reversibel, sondern haben einen organdestruktiven Befund.

Typische Psychosomatosen:

Koronare Herzerkrankungen (Angina pectoris, Herzinfarkt)

Leitsymptom:

- Angina pectoris (ICD-10: I20)
- Herzinfarkt/ Myokardinfarkt (ICD-10: I21) → häufigste Todesursache

Ursachen:

- Arbeitsbelastung/ Stress
- Genetische Prädisposition
- Soziale Instabilität
- Missachtung der bekannten Präventionsmaßnahmen
- Viele Kinder, schlechte Wohnsituation

Risikofaktoren (Framingham Studie 1963):

1. Alter
2. Bluthochdruck
3. Hypercholesterinämie
4. Nikotinabusus
5. Im EKG vergrößerte linke Herzkammer
6. Diabetes mellitus
7. Adipositas

Typ A Verhalten: (erhöht Wahrscheinlichkeit an einem Herzinfarkt zu erkranken um das 2,5 fache)

- Erfolgs-, Leistungsdruck
- Setzung hoher Ziele
- Bedürfnis nach Anerkennung
- Rücksichtsloses Konkurrenzverhalten
- Vermehrte Aggressivität, stark unterdrückte Bedürfnisse
- Depressionsneigung

Psychoanalytischer Ansatz:
Antwort auf eine Krise, die als Aktualisierung latent gewordener, in der Kindheit erworbener Konfliktdisposition entsteht.

Als besondere Abwehrmechanismen:

- Unverletzlichkeitsphantasien
- Abhängigkeitsverleugnung
- Neigung zu Konfliktvermeidung

Ungünstige Faktoren:

- Rivalität
- Gereiztheit
- Rigidität

Medizinsoziologischer Ansatz:
Fehlende rechtzeitige und angemessene Anpassung angesichts eines Zusammenbruches.

Therapie:
Somatische Störungen werden symptomatisch behandelt.

Psychosomatisch:
Karl Köhle:

- Angst
- Verleugnung
- Depressive Verstimmung
- Angst vor sozialem Abstieg
- Angst durch Veränderung der Lebenssituation
- Angst vor Invalidität
- Berufliche Verschlechterung
- Bedrohung des Selbstwertgefühls

Ziel der Therapie:
Abwehr zur Verminderung der Angst.

Des Weiteren sollten eine Gruppentherapie und Entspannungsmaßnahmen erfolgen.
Bewegungstraining und kognitive-verhaltenstherapeutische Trainingsprogramme und Rehabilitation.

Die essentielle Hypertonie

Systolisch: > 140 mmHg
Diastolisch: > 90 mmHg

Ausschlussdiagnose:
Ausschluss nephrogener, hormoneller, kardiovaskulärer Ursachen.

Symptomatik:
Der Patient kann symptomfrei bleiben.

Ursachen:
s.o.

Auslöser:

- Chronische Erwartungsspannung
- Angst
- Wachsende Anspannung

Psychodynamik (F. Alexander):

- Ständiger Kampf gegen emporkommende feindselige Gefühlsspannungen.
- Angst vor Verlust der Zuneigung des Anderen.
- Kindheit: Neigungen zu Anfällen von Wut/ Aggressionen
    - Angst vor Verlust der Eltern,
    - lernten feindselige Impulse zu kontrollieren und abzuschirmen.

Das führt zur Anspannung, um

1. Abhängigkeitswunsch abzuwehren.
2. Verhinderung von Zutagetreten aggressiver Impulse und feindseliger Umweltauseinandersetzungen.

3. Feindselige Umweltauseinandersetzungen müssen vermieden werden, um Verlust von Bezugspersonen zu verhindern.

Folge:
Umsetzung von unterdrücktem Ärger und Wut in eine erhöhte vegetative Gefäßspannung.

Persönlichkeit:

- Leistungswillig
- Pflichtbewusst
- Gesellschaftlich überangepasst
- Hohes Anspruchsniveau an sich selbst
- Aggressionen, Ehrgeiz-Konkurrenz-Bedürfnisse latent vorhanden

Therapie:

- Antihypertensive Medikation
- Psychotherapie und das Praktizieren von Entspannungsverfahren

Asthma bronchiale

Asthma bronchiale J45.9

Klinik:

- Expiratorische Atemnot
- Bronchialobstruktion
- Schneller Anstieg des Atemwegswiderstandes

Ursachen:

- Allergische Ursachen
- Infektiöse Ursachen
- Psychische Ursachen

Psychodynamik (F. Alexander):
Es handelt sich um nicht gelöste Mutterbindungen mit dem Wunsch, beschützt zu werden. Dabei spielt die Persönlichkeit der Mutter eine Rolle:

- Überprotektion,
- dominierend
- oder offen zurückweisend.

Dies führt beim Patient zum Konflikt sich anzuvertrauen und der Angst davor, sich anzuvertrauen.

Lerntheorie:
Hier spricht man von Konditionierung interkurrenter Asthmaanfälle bei Infektionen im Kindesalter.

Persönlichkeit:

- Abwehr emotionaler (zärtlicher, aggressiver) Regungen
- Unsicher, bedrückt, lebensunlustig, unzufrieden, depressiv

Therapie:

- Medikamentös
- Entspannungsverfahren
- Psychotherapie

Das Ulcus ventriculi und duodeni

Ulcerationen in den Teilen des Verdauungstraktes, welche mit Magensaft in Berührung kommen. Es kann nur die Mucosa oder auch die Submucosa und die Muscularis betroffen sein.

Duodenalgeschwüre (K26) : Magengeschwüre (K25)
Verhältnis 2:1

Ursache:

- Fehlsteuerung der Säurewerte
- Fehlsteuerung des Gastrins
- Fehlsteuerung des Pepsins
- Fehlsteuerung der Bicarbonate
- Helicobacter pylori

Symptomatik:

- Krampfartige, drückende Schmerzen im Epigastrium
- Schmerzlinderung durch Nahrungsaufnahme, Antazida, Erbrechen
- Typisch: Nachtschmerz
- Beschwerden beim Duodenalulcus vorwiegend im nüchternen Zustand

Pathogenese:

- Genetische Prädisposition
- Multifaktoriell
- Helicobacter pylori

Psychische Auslösesituation:

- Stress
- Verlustängste, Verlust einer wichtigen „Schutzperson“
- Mehr Verantwortung und Reifungsanforderungen

Psychodynamik (F. Alexander):

- Konflikt zwischen unterbewusstem infantilen Abhängigkeitswünschen und bewusstem Kampf um Unabhängigkeit und Erfolg auf der anderen Seite.
- Verdrängter Wunsch nach Befriedigung der infantilen oral-rezeptiven Bestrebungen.
- Wunsch, so umsorgt zu werden wie Säuglinge und Kleinkinder es beanspruchen.

Problem: Infantile Wünsche sind mit den Motiven des erwachsenen Ichs unvereinbar und werden verdrängt.
Folge: Hypermotilität und Hypersekretion des Magens.

Persönlichkeitsstruktur:

a. Aktiver Ulcustyp:
   Pseudounabhängigkeit (erfolgreicher, ehrgeiziger Geschäftsmann, Streber)
b. Passiver Ulcustyp:
   - Oral-rezeptive Bedürfnisse weniger stark verdrängt und gleichsam verbunden mit einer Stimmung der Hilf- und Hoffnungslosigkeit.
   - Patient verbalisiert unbewusste regressive Wünsche.

Die chronisch entzündlichen Darmerkrankungen: Colitis ulcerosa und Morbus Crohn

Colitis ulcerosa

Colitis ulcerosa K51

Rezidivierende/ häufig chronische Entzündung des Rektums und/oder absteigenden Colons, des ganzen Colons und evtl. auch des Ileums.

Symptomatik:

- Durchfälle von blutig-schleimigem Charakter
- Verstärkter Stuhlgang (Schleim, Blut, Eiter)
- Krämpfe im Unterbauch
- Appetitlosigkeit, Übelkeit, Erbrechen, Gewichtsverlust, allgemeine Schwäche
- Fieber
- Unverträglichkeit bestimmter Nahrungsmittel (Milch, Eier)

Auslöser:

- Emotionale Belastung
- Äußere/ innere Leistungsanforderung (Patient fühlt sich dem nicht gewachsen)

Psychodynamik:

- Verletzbarkeit der sozialen Beziehungen (Objektbeziehungen)
- Passive Erwartung an die Umwelt
- Abhängigkeit von einer dominierenden Bezugsperson
- Schwierigkeiten im Aufbau reifer und tragfähiger Beziehungen
- Selbstständigkeit und Verantwortung werden eher vermieden
- Unterdrückung der aggressiven Äußerungen

Insgesamt handelt es sich um sozial angepasste, gefällige, konfliktvermeidend, kompromissbereite Personen.

Psychoanalytische Erklärung:
Schubauslösend ist ein rigides, verdrängtes Gewissen als Ursache der starken aggressiven Gehemmtheit/ Gefühl der Hilflosigkeit und Ohnmacht.

Persönlichkeitsstruktur:

- Zwanghaftigkeit
- Pünktlichkeit
- Hartnäckigkeit
- Versteckt aggressiv
- Anspruchsvoll
- Depressivität, Introvertiertheit, Selbstbeobachtung

Diese Persönlichkeitsstrukturen können je nach Ausprägung zu Beziehungsunfähigkeit führen.

Therapie:

- Medikamentös (internistisch)
- Stützende psychotherapeutische Behandlung

Morbus Crohn

Morbus Crohn K50

Unspezifische chronisch granulomatöse Entzündung, die gewöhnlich das untere Ileum befällt, in 50% der Fälle auf das Colon und seltener auf andere Abschnitte des gastrointestinalen Traktes übergreift.

Klinische Symptome:

- Chronisch weiche, dünnflüssige Durchfälle, häufig ohne Schleim und Blutbeimengungen
- Bauchschmerzen, Fieber, Appetitlosigkeit, Gewichtsverlust
- Fistelbildungen

Ursache:

- Unbekannt
- Genetische Ursachen spielen eine Rolle
- Umweltfaktoren
- Rauchen

Psychodynamik:

- Trennungsängste
- Drohende oder erlebte Trennung

Persönlichkeit:

- Aktiver als Kolitiker
- „Pseudounabhängiges“ Verhalten: schützt vor Enttäuschungen
- Aggressionsgehemmtheit, emotionale Labilität
- Auseinandersetzungsbereiter
- Ambivalent
- Hilf-/ Hoffnungslosigkeit

Therapie:

- Medikamentös (internistisch)
- Psychotherapie
- Entspannungsverfahren

Rheumatoide Arthritis

Rheumatoide Arthritis M05

Symptomatik:

- Beginn schleichend
- Fieber
- Abgeschlagenheit
- Müdigkeit
- Morgendliche Steifheit

Psychodynamik und Pathogenese:

- Psychoimmunologie
- Belastende Lebensereignisse
- Zwanghafte Persönlichkeit
- Masochistisch-depressiver Zug
- Starkes Bedürfnis nach körperlicher Aktivität

Diese führen zu reaktiven psychischen Störungen einhergehend mit depressiven Verstimmungen und unterschiedlichen Copingstilen:

- Aktive Auseinandersetzung
- Verleugnung
- Hilflose Unterwerfung

Therapie:

- Internistisch und
- Chirurgisch und
- Psychotherapeutisch (Autogenes Training, Biofeedback, kognitive Verhaltenstherapie)

Fibromyalgie-Syndrom

Fibromyalgie-Syndrom M79

„Weichteilrheumatismus“, hervorgerufen vermutlich durch Schädigung der Nervenendigungen.
Weist viele Charakteristika einer funktionellen Störung auf. Es handelt sich um ein chronisches Schmerzsyndrom (muskuloskeletale Schmerzen) mit:

- Chronischen Schmerzen in verschiedenen Körperregionen
- Morgensteifigkeit
- Abgeschlagenheit, andauernde Müdigkeit, Schwächegefühl
- Erhöhtes Schlafbedürfnis
- Schlafstörungen
- Affektive Störung
- Dauer: (mindestens) 3 Monate
- Konzentrationsstörungen
- 18 charakteristische Druckpunkte (11 sind Pflicht)

Pathophysiologische Ursachen:
Es handelt sich nicht um eine small-fibre-Polyneuropathie sondern und eine small-fibre-Pathologie. Die Dichte und Regenerationsdichte der intraepidermalen Nervenfasern sind signifikant reduziert.

Persönlichkeit:

- Ängstlich
- Depressiv verstimmt
- Hypochondristische Ängste

Therapie:

- Aufklärung
- Je früher man behandelt, desto besser
- Physikalische Maßnahmen wie z.B. Kühlung
- Pregabalin
- Antidepressiva wie Amitriptylin, Duloxetin
- Alternativ Gabapentin
- Opioide (nicht bei potentiellem Suchtverhalten wie z.B. täglichem Nikotinkonsum, hohem Alkoholkonsum, Gebrauch von illegalen Drogen in den vergangenen Jahren, langfristiger Gebrauch von Benzodiazepinen und deren Derivaten oder bei Adipositas)
- Capcaicin (8%iges Pflaster)
- Kombinationstherapie Antidepressiva/ Antiepileptika mit Capcaicin
- Psychotherapie (tiefenfundierte Psychotherapie und Verhaltenstherapie)
- Entspannungsverfahren

17. Essstörungen

Essen/ Erbrechen sind sich ausbildende Kommunikationsabläufe zwischen Mutter und Kind.

17.1. Anorexia nervosa

Anorexia nervosa (Magersucht) F50.0

Definition:
Störung des Essverhaltens mit extremem Gewichtsverlust.

Pathognomonisch:

- Generell gilt: Nahrungsüberfluss ist Voraussetzung für das Auftreten psychogener Essstörungen.
- Idealisierte Vorstellung von einem reduzierten Körpergewicht.
- Panische Angst davor normgewichtig zu sein.

Epidemiologie:

- 95% Frauen,
- Ersterkrankungsgipfel um das 14. Lebensjahr oder eher,
- zweiter Erkrankungsgipfel mit 18 Jahren,
- auch jenseits der Adoleszenz,
- 18% sterben hierdurch,
- viele heilen aus,
- häufig jedoch Chronifizierung,
- nicht selten sind kurzzeitige anorektische Reaktionen und atypische Anorexien (F50.1) mit geringgradiger Symptomausprägung.

Ätiologie:
Ein genetischer Faktor ist gegeben.

Unterscheidung von 2 Faktoren nach DSM-IV:

1. Der asketische Typ
    - Gewicht ausschließlich durch Hungern reduziert.
    - Hungergefühle am Anfang erhöht, später verschwinden sie.
2. Der hyperopektische Typ
    - Absichtliche Reduktion der Nahrung, Selektion kalorienarmer Speisen plus
    - phasenhaftes oder regelmäßiges Erbrechen und Einnahme von Laxantien oder Diuretika plus
    - motorische Überaktivität ⇒ Hungergefühl quälend ⇒ Heißhunger tritt auf ⇒ Essen ⇒ Erbrechen ⇒ Sucht, mager zu werden steht im Vordergrund.

Prognosefaktoren:

- Gute Prognose: Krankheitsbeginn vor dem 16. Lebensjahr.
- Schlechte Prognose: Anorexie plus Laxantien plus Fettsucht plus Suchtmittelabusus plus Komorbidität mit Persönlichkeitsstörung plus schlechte soziale und berufliche Anpassung.
- Letaler Verlauf:
    - Gewicht $< 60\%$ des Normalgewichtes,
    - Serumalbumin ↓,
    - Kreatinin ↑,
    - Laxantienabusus.

Persönlichkeitsstruktur:

- Intelligent,
- sensibel,
- trotzig-oppositionell/ eigensinnig,
- nach Außen übergefügig,
- Komorbidität mit Zwangsstörungen.

Symptomatik:

- Kachexie
- Unterschreitung des Normalgewichtes um mehr als 15%
- BMI unter 17,5
- Amenorrhoe
- Chronische Obstipation

- Polyneuropathie (Vitamin B-Mangel)
- EEG-Veränderungen (in 50% der Fälle)
- Störung des Essverhaltens
- Motorische Überaktivität
- Verleugnung des Krankheitswertes der Kachexie
- Körperbildstörung
- Verleugnung des Hungers
- Depressive Verstimmung
- Kontaktstörungen
- Osteoporose (endokrinologisch)
- Sekundäre Folgen:
    - Temperatur sinkt
    - Trockene Haut, Haare
    - Hypokaliämie
    - Herzrhythmusstörungen
    - Magenbeschwerden

Auslösende Situationen:

- Tritt häufig in der Pubertät auf.
- Konflikte können nicht befriedigend gelöst werden.
- Nicht äußere Gefahren, sondern Entwicklungsprozesse als solche, die den Konflikt auslösen, verursachen eine Anorexie.

Ich-Ideal:

a. Wahrnehmung des Körpers einerseits,
b. Veränderung im Bereich von triebhaften Bedürfnissen andererseits.

Beide führen zu Abwehrmechanismen und im Idealfall wird ein geschlechtsloses, reines und autonomes Wesen aufgebaut.

Auslöser:
Banaler äußerer Anlass:

- Bewertung von Außenwelt über Gewicht.
- Erstkontakt mit dem anderen Geschlecht (Bedrohung).

Beide führen dazu, dass der zentrale Konflikt verstärkt wird, der in der tiefgreifenden Ablehnung der weiblichen Geschlechtsrolle liegt (evtl. nach sexuellen Traumaerfahrungen).

Psychodynamik und Pathogenese:

1. Abwehr der eigenen Sexualität und weiblichen Identität. Dies führt zu Angst vor oraler Penetration durch Nahrungsaufnahme.
2. Abwehr des Essens als Kampf gegen den Wunsch nach Verschmelzung mit der Mutterfigur oder als Möglichkeit der Trennung von der Mutterfigur (Unabhängigkeit des Ichs von der Mutter/ Natur).
3. Kampf um die Autonomie. Realisierung autonomer Ansprüche, autonome Selbstverwirklichung ist nicht möglich. Folgen:
   - Das Ich erlebt sich nur durch Selbstschädigung als Ich.
   - Mangelhafte Abgrenzung von Selbst und Objektpräsentanzen.
   - Versuch zur Aufrechterhaltung eines Selbstwerterlebnisses.

Als Kind:

- Sind die Patienten überstark an die Forderung ihrer Umgebung angepasst.
- Vorzeitige Ich-Entwicklung, um mit der unempathischen Umwelt zurecht zu kommen.
- Gefühl, ausgeliefert zu sein.
- Gefühl der Ineffektivität.
- Gestörtes Körperbild.
- Fehlinterpretation innerer und äußerer Reize.

Familiäre Situation:

- Spannungen
- Pathologische Beziehungsmuster
- Häufig innerhalb der Familie:
  - Depressionen
  - Alkoholismus
  - Anorexie (Lernen am Modell)

Therapie:
Schwierig, da die Patienten die Therapie selbst bestimmen wollen. Sie handeln Privilegien aus. Daher treten häufig Enttäuschungen auf. Der Therapeut muss diesen Kampf der Patienten um Autonomie versuchen zu verstehen und ihn darin bestärken, die Symptomatik selber zu verändern. Der Therapeut sollte vermitteln, dass man helfen will, den inneren Kampf um Autonomie für sich zu entscheiden. Autoaggressive Mittel sind aber verfehlt (Versuch zu erklären).
Ziel ist die Etablierung einer therapeutischen Ich-Spaltung.

Vorgehensweise am Anfang einer stationären Therapie:

- Rigide Vorgehensweise
- Bettruhe
- Besuchsverbot
- Geregeltes Essprogramm
- Kontrolle der Zufuhr von Medikamenten

Der Therapeut muss dem Patienten zu verstehen geben, dass er akzeptiert wird, nicht jedoch seine Autodestruktion!

Wenn die Gewichtskurve steigt, erfolgt:

- Intensivierung der Psychotherapie.
- Nahrungsaufnahme wird in die Verantwortung des Patienten gelegt.
- Aktive „Selbstkontrolle“ des Patienten wird gefördert.

Ein Behandlungsplan ist unausweichlich, dieser enthält auch Verträge mit dem Patienten!

Chronische Anorexie:
Entschlossene, nicht handlungswillige therapeutische Einstellung der Patienten.

Fazit:

- Schwerer Autonomiekonflikt mit narzistischen Störungen, häufig begleitet von depressiven, hysterischen oder zwanghaften Komponenten.
- Psychosomatischer Krankheitsverlauf: extremer körperlicher Verfall entsteht sekundär als Folge einer psychischen Verweigerung.
- Gehört in die Gruppe der Psychoneurosen, weniger in die Gruppe der Psychosomatik.

17.2. Bulimia nervosa

Bulimia nervosa (Ess-Brech-Sucht) F50.2

Gesteigerte Angst vor einer Gewichtszunahme und Fressattacken mit anschließendem Erbrechen.

Definition (G. Russell):

- Machtvoller, unbeherrschbarer Drang zu übermäßigem Essen.
- Krankhafte Angst vor dem „Dick werden“.
- Anorexie kann kurzfristig vorangehen.
- Vermeidung der dickmachenden Effekte (selbstinduziertes Erbrechen, Missbrauch von Laxantien, Diuretika oder von beiden).

Historie:
Seit der Antike bekannt.

Circulus vitiosus der Bulimie:

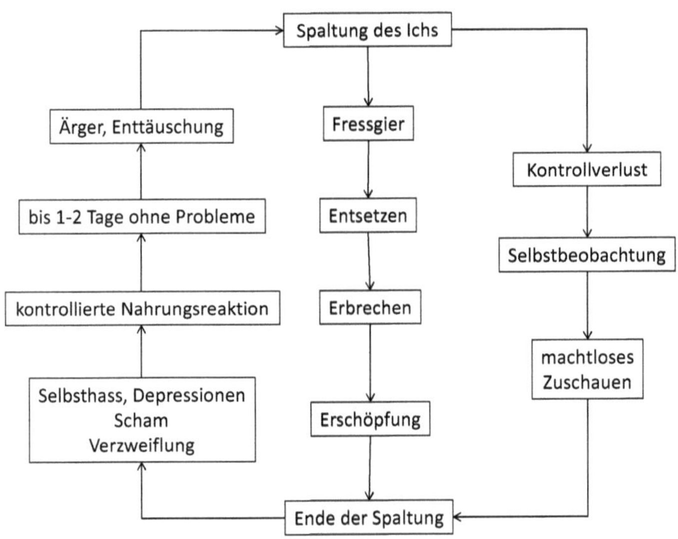

Epidemiologie:
Sehr häufig sind junge Frauen betroffen (zwischen 20.-35. Lebensjahr, später als Anorexie).

Psychodynamik:

- Störung der Selbstwertregulation.
- Ausbruch nach ersten Liebesenttäuschungen (häufig).
- Essen um sich zu spüren.
- Häufig: Fress-Brech-Sucht abwechselnd mit Selbstverletzungshandlungen.

Komorbidität:

- Persönlichkeitsstörungen
- Traumatische Erfahrungen in der Kindheit

Therapie:

- Wie bei Anorexie.
- Strukturierung des Alltags.
- Verhaltenstherapie plus tiefenfundierte Psychotherapie.
- Medikamentöse Therapie: Antidepressiva.

Anorexia nervosa vs. Bulimia nervosa

Symptomatik: Störung des Essverhaltens

Anorexia nervosa:

- Überzeugung, zu dick zu sein.
- Kontinuierlicher, unbezwingbarer Drang, unbedingt abzunehmen.
- Nahrungsverweigerung, Hypermotorik, Unterdrückung des Hungers.
- Selbstinduziertes Erbrechen, Laxantien-, Diuretikaabusus.
- Sekundäre Amenorhoe obligatorisch.
- Beständige Gewichtsabnahme.

Bulimia nervosa:

- Konstante Angst vor Gewichtszunahme.
- Suboptimales Gewicht.
- Latenter Hungerzustand.
- Anfallsweise auftretender unbezwingbarer Drang, große Nahrungsmengen in sich hineinzuschlingen (Kontroll-Verlust).

- Zeitlich begrenzte „Fress-Anfälle“ mit mehreren tausend kcal pro Attacke.
- Sekundär starvationsbedingte Amenorrhoe bei ca. 45%.
- Relativ stabiles Gewicht mit Schwankungen um 5 kg.
- Selbstinduziertes/ reflektorisches Erbrechen.

Mischbild: Bulimarexie

Psychische Befunde:
Anorexie:

- Störung der Körperwahrnehmung und des Körperbildes.
- Verleugnung der Krankheit.
- Stolz und Befriedigung über die Leistung der Gewichtsabnahme.
- Verleugnung des Hungers („ich brauche nichts“).
- Kontaktstörung.
- Depressives Syndrom.

Bulimie:

- Realistische Wahrnehmung der Körpersituation.
- Krankheitsbewusstsein, Leidensdruck.
- Selbstverachtung und Scham über das Symptom, Schuldgefühle.
- Furcht beim Essen nicht mehr aufhören zu können.
- Zunehmende Isolation.
- Dissoziatives Verhalten.
- Verschuldung.

17.3. Adipositas

Adipositas (Fettsucht) F66.0

Definition:
Einlagerung von Fett in verschiedene Teile des Körpers durch eine den Kalorienbedarf dauernd übersteigende Kalorienzufuhr. Dabei wird das Idealgewicht um 30% überschritten.

Psychischer Befund:

- Impulskontrollstörung.
- Wiederholte Fressanfälle, anschließendes Erbrechen.
- Subjektives Gefühl des Hungers, nur geringe Bezüge zum objektiven energetischen Bedarf.
- Die Nahrungsaufnahme endet erst, wenn keine Nahrung mehr vorhanden ist.
- Reagieren auf Geschmack.

Epidemiologie:

- Frauen > Männer,
- ab dem 40. Lebensjahr,
- untere soziale Schicht.

Genese:

- Genetische Prädisposition
- Erziehung
- Milieu
- Selten endokrine Störung für Fettsucht verantwortlich

Folgeerkrankungen:

- Fettstoffwechselstörung
- Diabetes mellitus
- Arterielle Hypertonie
- Gelenkbeschwerden
- Verminderte Leistungsfähigkeit
- Koronare Herzkrankheit
- Schlaganfall

Vier Hauptgruppen (Freyberger):

1. Der Rauschesser:
   Rauschartig ablaufender Essvorgang, durch Frustration, Langeweile.
2. Der Daueresser:
   Verteilt über den ganzen Tag.
3. Der Nimmersatte:
   Herabgesetztes Sättigungsgefühl.
4. Der Nachtesser:
   Durch-/ Einschlafstörung, morgendliche Appetitänderung.

Auslösende Faktoren:

- Frustration, Enttäuschung, Trennung, Verlusterlebnis.
- Gestiegene Leistungsanforderungen.
- Depressive Verstimmungen.
- Essen als Ersatzbefriedigung:
    - Symbol der Liebe,
    - Symbol der Geborgenheit,
    - entschädigt für Schmerzen, Verluste, Enttäuschungen.

Psychodynamik:

- Abwehr von Unlustempfinden.
- Abwehr von depressiven Gefühlen, Ängsten und narzisstischen Kränkungen.
- Infantilität mit starken Abhängigkeitswünschen, depressive Reaktionsbereitschaft im Sinne der Abwehr aggressiver Triebwünsche durch Wendung gegen die eigene Person und Empfindlichkeit gegenüber Versagung.
- Verschiebung der unlustbetonten Empfindungen in Richtung auf lustvolle Empfindungen.

Konsequenz:

- Unterernährung bedeutet für diese Patienten ein drohender Verluste der körperlichen und seelischen Integrität.
- Gewichtsreduktion ist nicht automatisch mit der Lösung der persönlichen Probleme verbunden. Daraus resultiert ein gestörtes Körperbild.
- Regression mit Fixierung an orale Befriedigung ist ausgeprägter als Essen als Ersatz für fehlende Mutterliebe.
- Essen: Schuldentlastung für die emotionale Distanz zu den Kindern.
- Essen als einzige emotionale Zuwendung.

Dies führt zu einer Selbstreduktion und zu einer Abwehr der weiblichen Rolle.

Therapie:

- Regulierung des Essrhythmus
- Verminderung der Kalorienzufuhr
- Änderung des Essverhaltens (Verhaltenstherapie)
- Bearbeitung von Konflikten/ Belastungsreaktionen
- Förderung der körperlichen Aktivität
- Einführung in die Ernährungslehre
- Integration in eine Selbsthilfegruppe
- Ultima ratio: Gastricbanding

18. Sekundäre psychosomatische Störungen

18.1. Psychische Folgen von Krankheiten und Verletzungen

- Akute Belastungsreaktionen (F43.0)
- Sich sekundär entwickelnde psychische Störungen (sekundäre Ausdruckskrankheit psychosomatische Störung) oder somatopsychische Störung.
  Verursachung:
  - Organisch verursachte Grunderkrankungen,
  - nennenswerte Schmerzen und Dauer,
  - sekundäre Störung muss im Zusammenhang mit der körperlichen Störung stehen (zeitlich, inhaltlich, formal)
    z.B. Zustand nach Herzinfarkt, aus der sich eine sekundäre Herzhypochondrie oder eine sekundäre Karzinophobie entwickelt.
- Anpassungsstörung (F43.2)
- Posttraumatische Belastungsstörung (F43.1)

18.2. Krankheitsbewältigung (Coping)

Definition (Muthny):
Krankheitsverarbeitung ist die Gesamtheit aller Prozesse, um bestehende oder erwartete Belastungen im Zusammenhang mit Krankheit emotional, kognitiv oder aktional aufzufangen, auszugleichen oder zu meistern. Krankheitsverarbeitungsmodi sind prinzipiell unabhängig von Kriterien des Erfolges zu definieren (psychosoziale Bewältigung schwerere Krankheiten).

Reaktion auf eine Krankheit

- Am individuellen Krankheitsmodell (subjektiv)
- Objektiver Krankheitsverlust (Krankheitsstadium)
- Aktuellen Krankheitssituation (ambulante, familiäre, stationäre Betreuung)

→ Daraus resultieren die Coping-Phasen innerhalb eines Krankheitsverlaufs.

→ Dabei spielt die soziale Unterstützung eine wichtige Rolle.

Gutes Coping:

- Zupacken
- Zuwenden
- Dissimilation („alles halb so schlimm“)
- Problemanalyse
- Auflehnung
- Emotionale Entlastung

Schlechtes Coping:

- Akzeptieren
- Passive Kooperation
- Resignation
- Selbstbeschuldigung

Psychoonkologie

Persönlichkeitsstruktur:

- Hohe ethische Ansprüche,
- Neigung zu Selbstaufopferung und Selbstverleumdung,
- Zurückhaltung der persönlichen Bedürfnisse,
- Introvertiertheit, aggressive Gehemmtheit.

Psyche:
Kämpferisch: günstiger Verlauf

Grundpersönlichkeit und bevorzugte psychische Verarbeitungsmuster beeinflussen den Verlauf.

Coping-Probleme in der Folge somatischer Behandlungsprogramme (z.B. Transplantation):

1. Phase der Mitteilung der Notwendigkeit zur Transplantation (Angst, Depression, Verleugnung)
2. Empfängerauswahl
3. Warteliste
4. Frühe postoperative Phase (delirante Durchgangssyndrome)
5. Späte postoperative Phase (Ängste, Depression)
6. Poststationäre Phase (Zunahme der Alltagskonflikte)

19. Diagnostik und Therapie in der psychosomatischen Medizin

- Psychoanalytisches Erstinterview: Patient reden lassen
- Tiefenpsychologische Anamnese:
    - Stärker strukturierendes Gesprächsinstrument
    - Biographische Anamnese
- Klinisch-symptomatisch

Art der erhobenen Daten:

- Objektive Informationen (biographische Daten usw.)
- Subjektive Informationen (wichtige Informationen seitens des Patienten)
- Szenische oder situative Informationen (Erlebnis der Situation)

Fragen:

- Woran leidet der Patient?
- Welche Wünsche hat der Patient?
- Welche Ängste?
- Wie geht er mit Ängsten um?
- Wie verhält er sich gegenüber dem Arzt?
- Gegenübertragung?
- Primärer Krankheitsgewinn?
- Sekundärer Krankheitsgewinn?

Die Verhaltensanalyse:

- Erfassung des Verhaltens des Patienten durch direkte Beobachtung, direkte Befragung.
- Erfassung der Bedingungen, die ein dysfunktionales Verhalten auslösen, verstärken und aufrechterhalten.
- Untersuchung psychopathologischer Symptome und kognitiver, emotionaler und äußerer Umstände.

Orientierungspunkte:
Reiz-Reaktion-Konsequenz

1. Verhaltenstherapeutisches Interview
2. Verhaltensbeobachtung
3. Selbstbeobachtung
4. Psychometrische Fragebögen

plus

- Kognitionsanalyse: Analyse der das Problemverhalten begleitende Vorstellungen
- Motivationsanalyse (Wie motiviert ist der Patient?)
- Beziehungsanalyse: Auswirkung auf soziale Umgebung
- Entwicklungsanalyse: Lerngeschichte, Lerndefizite
- Problemanalyse: Realvorstellung und Wunschvorstellung

Anamneseerhebung in der psychosomatischen Medizin (nach Morgan und Engel):
Drei Aufgaben der Anamnese:

1. Aufbau einer Beziehung zwischen Arzt und Patient
2. Erarbeitung eines Verständnisses für den Patienten
3. Erfassung der Beschwerden

Abfassung der Krankengeschichte nach folgender Einteilung:

1. Das aktuelle Leiden
2. Persönliche Anamnese
3. Familienanamnese
4. Entwicklung und Sozialanamnese
5. Systemübersicht

19.1. Spezielle diagnostische Verfahren

Diagnosen in der psychosomatischen Medizin werden gegenwärtig nach zwei Klassifikationssystemen verschlüsselt (ICD-10 WHO, Diagnostische und statistische Manual Psychischer Störungen: DSM-IV). Beide haben unterschiedliche Diagnosechecklisten. DSM-IV richtet sich nach dem strukturierten klinischen Interview (Skid I, II). Für beide Klassifikationssysteme können angewendet werden:

1. Composite International Diagnostik Interview (CIDI)
2. Diagnostisches Interview bei psychischen Störungen (DIPS), Kurzversion: Mini-DIPS

Die psychometrische Diagnostik besteht auch aus strukturierten Interviews, Fragebögen, Fremd- und Selbstbeurteilungsskalen. Hierzu zählen Ratings und Inventare (Fragebögen).

19.2. Die Entscheidungskette zur Psychotherapie

Welche Therapie für welchen Patienten zu welchem Zeitpunkt?
Allgemeinmedizin: zunächst psychosomatische Grundversorgung, Erstversorgungsverfahren, dann Fachpsychotherapie

Der Psychiater (Facharzt für psychotherapeutische Medizin) entscheidet über die weitere Therapieform:
Ambulante Versorgung:

- Einzel-, Gruppentherapie
- Entspannungsverfahren
- Suggestive Verfahren

oder
Stationäre Versorgung (Psychoanalyse):

- Einzelpsychotherapie
- Gruppenpsychotherapie
- Averbale Therapie
- Entspannungsverfahren
- Suggestive Verfahren

19.3. Psychotherapeutische Behandlungsmethoden

Sie gehen pathologische Erscheinungen mit psychologischen Mitteln an:

- Psychoanalytische psychodynamische Psychotherapie
- Verhaltenstherapie

Psychotherapie ist nach Strotska (1975):

- Ein bewusster und geplanter interaktioneller Prozess.
- Zur Beeinflussung von Verhaltensstörungen und Leidenszuständen.
- Die nach Konsensus für behandlungsbedürftig gehalten werden (Arzt/ Patient).
- Mit psychologischen Mitteln (durch Kommunikation).
- In Richtung auf ein definiertes Ziel (z.B. Symptomminimalisierung).
- Mittels lehrbarer Techniken auf der Basis des normalen und pathologischen Verhaltens.

Mit einer gewissen Berechtigung kann klassifiziert werden:

1. Konfliktzentriere Verfahren
2. Suggestive Verfahren
3. Entspannende Verfahren
4. Erlebnisorientierte Verfahren
5. Lerntheoretische Verfahren

19.3.1. Der Umgang mit dem funktionell/ psychogenen Kranken

- Kein Aktivismus
- Kein Nihilismus
- Fachkenntnisse
- Professionelle Motivation (zwischen Überengagement und Resignation)
- Zeit! Ausführliche Anamnese.
- Non-verbale Botschaften beachten!
- Parallelität der Befunderhebung
    a. Somatisch
    b. Psychisch
    c. Sozial

Therapie:

- Psychotherapie
- Entspannungsverfahren

19.3.2. Die psychoanalytischen/ psychodynamischen Verfahren

Psychoanalyse (Freud 1856-1939):
Arbeit am unbewussten Konflikt, den der Psychoanalytiker durch Interpretation (Deutung) zur Auflösung bringt.

Die psychoanalytischen Therapieverfahren sind durch folgende Charakteristika gekennzeichnet:

- Ein spezifisches äußeres Setting (Rahmen).
- Die freie Assoziation spielt bei der „Materialgewinnung" eine wichtige Rolle.
- Die Auflösung unbewusster Konflikte steht im Zentrum der therapeutischen Arbeit.
- Dabei kommt der Bearbeitung von Übertragung und Wiederstand eine entscheidende Bedeutung zu!
- Die Verschränkung von Übertragung und Gegenübertragung wird eine bedeutsame Rolle zugeschrieben.

Klassische Form der Psychoanalyse:

- 3 bis 5 Sitzungen pro Woche,
- Patient liegt auf der Couch, Therapeut sitzt außerhalb seines Gesichtsfeldes,
- fördert die therapeutisch notwendige Regression
  → emotionaler Rückschritt auf ontogenetisch früheres Verhalten, d.h. erneutes Erleben, Reaktivierung der alten Konflikte = Wiederherstellung der pathogenen infantilen Situation
  → hier beginnt die Therapie
  → man fordert den Patienten am Anfang auf alles zu sagen, was ihm durch den Kopf geht (freies Assoziieren).
- Ursprünglich hatte die Deutung der Träume des Patienten einen besonderen Stellenwert.

Freud:

- „Königsweg zum Unbewussten".
- Es-Kräfte sind im Traum besser fassbar.
- Zensur des Über-Ich im Schlaf deutlich herabgesetzt.
- Patient assoziiert zu seinem Traum.
- Hat der Patient keine Einfälle dazu, dann verzichtet man in der Regel auf eine Interpretation.

Verschiedene Interventionsverfahren des Psychoanalytikers (am Beispiel des Umgangs mit Träumen):

- Konfrontation: den Patienten aufmerksam machen, dass „ihm absolut nichts" zu seinen Träumen einfällt.
- Klärung: Traum durchgehen. Dem Patienten aufzeigen, dass er dazu nicht viel gesagt hat oder das Ziel oder das Thema gewechselt hat.
- Deutung: man sagt dem Patienten, was man für die Ursache seines Verhaltens hält.
- Durcharbeiten: Rekonstruktion biographischer Daten von Konflikt-Zusammenhängen.

Widerstand in der Psychoanalyse:

- Das Ich soll erstarken, aber es wehrt sich mit seinen unbewussten Anteilen gegen diese Hilfe um sich die Unlust zu ersparen, während gleichzeitig die bewussten Anteile des Ichs, mit denen sich der Therapeut verbündet (Arbeitsbündnis), Interesse am Fortschritt der Therapie haben.
- Widerstandsanalyse: dem Patienten zeigen, wie seine unbewussten Persönlichkeitsanteile ständig den Erfolg der Behandlung zu sabotieren versuchen.
  Ziel: Therapeutische Ich-Spaltung (Spaltung des Ichs in einen erlebten und einen beobachtenden Teil).
- Therapietechnik:
  a. Zeigen, dass es einen Widerstand im Patienten gibt.
  b. Zeigen, wie er geschaffen ist.
  c. Zeigen, was der Widerstand eigentlich abwehrt.
  → Die eigentliche Deutung des Unbewussten erfolgt später.
- Widerstandsformen:
  Agieren: handeln aus unbewusster Motivation.
  Patienten, die überwiegend ihre Probleme ausagieren müssen und

nicht in der Lage sind, sie zu verbalisieren, sind letztendlich für die psychoanalytische Therapie kontraindiziert (hier besser: Gestalttherapie oder Psychodrama).

Deutung des Widerstandes reicht nicht aus. Es ist ein unermüdliches „Durcharbeiten“ notwendig, d.h. eine rezidivierende Rückführung auf die unbewusste Problematik.

Widerstand gegen die Behandlung (Freud):
Übertragung:
Der Patient richtet intensive Gefühle auf den Therapeuten (infantile vorbereitete Gefühle, die bei der analytischen Behandlung auf die Person des Arztes übertragen wird, das bedeutet Wiederholung älterer, meist infantiler Haltungen am Medium des Therapeuten). Es handelt sich dabei um positive und negative Übertragung. Die Übertragung dient als Vehikel der Therapie. Dies lässt den Therapeuten den Patienten aushalten und umgekehrt. Die Übertragung ist allerdings vom Arbeitsbündnis zu unterscheiden. Das Arbeitsbündnis ist unabhängig von der jeweiligen Übertragung. Sonst wäre Psychotherapie nicht möglich, denn Übertragung ist die Basis, sie führt allerdings, weil sie überträgt, zu Konflikten. Man spricht vom „Missverständnis der Gegenwart in Begriffen der Vergangenheit“.

Übertragung:

- Ubiquitäres Phänomen, Übertragung ist überall möglich.
- Gefühle des Patienten in therapeutischen Situationen.
- Nur pathologische Gefühlsäußerungen.

Gegenübertragung:

- Einfluss des Patienten auf die unbewussten Gefühle des Arztes.
- Freud spricht von der unerwünschten Reaktion des Therapeuten auf die Übertragungsneurose des Patienten.
- Heute:
    - Die durch die Übertragungsgefühle des Patienten ausgelösten Regungen im Therapeuten werden als komplementäres Phänomen bezeichnet.
    - Durch Beachtung der eigenen Emotionen in Bezug auf den Patienten erhält der Therapeut ein positiv zu bewertendes diagnostisches Mittel und Forschungsinstrument für die unbewussten Prozesse des Patienten.

Wichtig:
Der Analytiker hält die übertragenen Gefühle aus und versucht sie zu verstehen, statt sie wie der Patient abzureagieren.

Übertragung – Gegenübertragung:
Das eigentliche Medium der psychoanalytischen Technik. Sie verlangt dem Analytiker zwei Forderungen ab:

1. Ausreichend persönliche Analyse, damit seine eigenen Reaktionen nicht mit den Konflikten des Patienten interferieren.
2. Zurückhaltung des Therapeuten gegenüber den Angeboten, Provokationen, Versuchungen, Aggressionen usw. des Patienten (Abstinenzregel).
   Daraus folgt, das was der Patient verbalisiert wird besprochen oder es wird nicht darauf eingegangen.
   Daraus folgt: Abstinenzregel als Schutzfunktion für den Patienten (keine Gefahr des Missbrauchs).

Abgeleitete psychoanalytische Verfahren:
(basierend auf Übertragung/ Gegenübertragung)

- Psychoanalytisch-orientierte Psychotherapie (analytische Psychotherapie).
- Die psychoanalytische Kurztherapie (Fokaltherapie) zielt auf einen bestimmten Konflikt (von D. Malan und M. Balint). Sie geht einen bestimmten Konflikt an, verzichtet auf weitgehende Interpretationen.

Frequenz der Sitzung:

- 1 bis 2 Mal/Woche,
- oder Limitierung auf 15 bis 40 Sitzungen in der Fokaltherapie,
- Dauer der analytischen Psychotherapie: zwischen 60 und 120 Sitzungen.

Patient und Therapeut sitzen sich gegenüber.
Der Versuch, der Regression ist gering zu halten.

Indikation:

- Erfolgt positiv
- Nicht durch Ausschluss
- Niederfrequente analytische Psychotherapie:
    - Patient mit leichten Problemen,
    - diese werden auf analytische Weise angegangen.
- Methode der Wahl für alle Störungen, denen eine weitergehende Regression nicht zuträglich wäre (Ich-Strukturelle-Störungen/ schizoide-narzistische Neurosen, Patienten mit psychotischen Episoden, eine Reihe von klassischen Neurosen).

19.3.3. Die lerntheoretischen Verfahren

Basieren auf experimenteller Lernpsychologie. Daraus resultiert die Verhaltenstherapie. Die Verhaltenstherapie sieht in der Neurose keine Folge von unbewussten Konflikten, sondern erlernte Fehlverhaltensweisen, die durch neue, therapeutisch induzierte Lernprozesse korrigiert werden können, d.h. Neurosen sind Folge von lerntheoretisch beschreibbaren Variablen. Sie wurde zuerst von Pawlow (1849-1936) und seinen Schülern entwickelt.
Pawlow-Hunde: „experimentelle Neurosen“:
Übertragung der lerntheoretischen Prinzipien auf die Neurosen des Menschen (erst in den 50er Jahren). Unterscheidung in:

a. Operante Konditionierung (B.F. Skinner)
b. Desensibilisierung (J. Wolpe)

Vorgehensweise:

- Zu Beginn eines Behandlungsplanes steht eine möglichst exakte Analyse der einzelnen Störungen bzw. des gestörten Verhaltens!
- Aufstellung einer funktionalen Analyse der Verhaltensstörung dient der Suche nach den pathologischen Reizen und ihrer Verknüpfungen.
  Daraus resultiert die Therapie: Systematische Manipulation dieser Reize, so dass es zu einer Verminderung von Fehlverhalten kommt.
- Die Zahl der Verfahren ist groß (bis zu 200 Verfahren). Zu den wichtigsten gehören:

a. Rational-emotive Therapie von Ellis
b. Kognitive Therapie

Beide werden unter dem Oberbegriff der „kognitive Verhaltenstherapie“ zusammengefasst.

Therapieverfahren

H. Reinecker nennt (1986) in seinem systematischen Beitrag acht übergeordnete Therapieverfahren:

1. Konfrontationsverfahren (besonders bei Ängsten)
2. Operante Methoden
3. Aversionsverfahren
4. Modell-Lernen
5. Training in Selbstsicherheit
6. Verdecktes Konditionieren
7. Methoden der kognitiven Umstrukturierung
8. Selbstkontrolle

Ältere Einteilung (Bergold und Selg):
Beide unterscheiden in Aneignungstechniken (dem Patienten neue Verhaltensweisen zu vermitteln) und Beseitigungstechniken (Abbau unerwünschten Verhaltens).

Klassische Beseitigungstechnik:

- Aversionstherapie
  Das zu vermeidende Verhalten wird mit einem unangenehmen, aversiven Reiz gekoppelt. Damit wird das unerwünschte Verhalten bestraft (z.B. wird Enuresis mit Weckreiz gekoppelt).
- Extinsion
  Tritt dann auf, wenn der bedingte Reiz nicht mit dem unbedingten Reiz zusammen erfolgt, d.h. wenn eine gelernte Verhaltensweise nicht mehr „verstärkt“ wird.
- Systematische Desensibilisierung
  Erfolgreicher, je gewichtiger und umschriebener die Angst ist.
  Wolpe:
  1. Entspannen (aggressive Muskelrelaxation)
  2. Hierarchisch mit dem Patienten ausgearbeitete Reihe von Vorstellungen über das angstmachende Objekt. Dann beginnen

mit dem jetzt am wenigsten angstmachenden Reizen. Im Verlauf wird die Stärke der angsterzeugenden Reize gesteigert. Die ganze Therapie findet im Bereich der Imagination statt.

Andere Variante der systematischen Desensibilisierung:
Mit dem real angstmachenden Objekt arbeiten (z.B. bei Tierphobien). Dies wird als in-vivo-Therapie bezeichnet (direkte Reizkonfrontation).
Direkte Reizkonfrontation:

a. Implosionstherapie (Stampfel)
   Übersteigerung des Reizes in der Vorstellung
   Folge: Reizüberflutung
   Diese Reizüberflutung entspricht in der Realität stärksten angstauslösenden Reizen.
b. Habituation
   Reizkonfrontation in einer abgestuften Hierarchie.

Aneignungstechniken:

1. Das operante Konditionieren
   Erwünschtes Verhalten wird positiv verstärkt, unerwünschtes Verhalten wird nicht beachtet. Das führt dazu, dass erwünschtes Verhalten durch Belohnung verstärkt wird und sein Wiederholen damit verstärkt wird.
2. Lernen am Modell
   Hier finden Handlungen statt, ohne dass der Patient selbst eine direkte Lernhandlung durchführt. Der Betroffene lernt durch Filme (bei Tierphobie: Kinder spielen mit Tieren). Der Therapeut wird selbst zum Modell, welcher die angstbezogenen Inhalte mit ruhiger Stimme furchtfrei verbalisiert.
3. Kognitive Wende (seit den 70er Jahren)
   Man hat die klassisch behaviouristische Therapie des äußeren Lernarrangements verlassen und wendete sich hin zu den Prozessen von Wahrnehmung, teilweise unter Berücksichtigung von Emotionen und inneren Konflikten. Das führte zu Rollenspielen, Techniken zur Selbstkontrolle und Selbststeuerung, Selbstverbalisierungstraining, kognitive Therapie, Problemlösungstraining („kognitiv behavioristische Therapie").

Gesprächstechniken:

1. Die klientzentrierte Gesprächstherapie (C. Rogers in den 40er Jahren) wurde in Deutschland vom Ehepaar Tausch in Form von Gesprächstherapie eingeführt.

   - Neurosentheorie fehlt
   - Mischung aus:

   a. Konfliktzentrierten Verfahren
   Mit Interesse für bewusste Konflikte des Klienten.
   b. Erlebnisorientierten Verfahren
   Betonung des emotionalen Erlebnisses des Patienten.
   c. Übenden Verfahren
   Der Therapeut bemüht sich die kognitiven Möglichkeiten des Patienten bewusst zu erweitern, Strategien zur Lösung seiner Probleme zu entwickeln. Er fordert den Patienten auf, sich angstmachende Situation vorzustellen.
   Alle drei Techniken basieren auf dem Prinzip des Spiegelns, d.h. dem Patienten wird sein Verhalten bzw. sein Erleben konfrontierend gegenübergestellt.
   Die Gesprächstherapie ist die einzige Psychotherapieform, die eine intensive Forschungsarbeit über die Qualität des Psychotherapeuten selbst erlaubt. Mit hohem Erfolg in der Therapie korrelieren folgende Eigenschaften des Behandlers:

   1. Intensive Anteilnahme, Achtung, Wärme gegenüber dem Patienten.
   2. Fähigkeit zur Verbalisierung der vom Patienten geäußerten emotionalen Erlebnisinhalte.
   3. Echtheit in der Selbstdarstellung sowie Fähigkeit zur Selbstöffnung.
   Es umfasst ca. 20 Sitzungen mit dem Ziel, der Erhöhung des Ausmaßes seelischer Funktionsfähigkeit sowie emotionaler und seelischer Funktionsfähigkeit. Das therapeutische Ziel ist eine Zunahme der Selbstachtung, eine stärkere Selbstannahme und die Stärkung der Fähigkeit zur Selbstaktualisierung.

2. Das ärztliche Gespräch
(Psychosomatische Grundversorgung)

   - Eigentliche Methodik nicht bekannt
   - Individuell

- Wenn der durchführende Arzt in der Lage ist, Konflikte des Patienten zu verstehen, zu verbalisieren und mit dem Patienten eine gemeinamte Sprache zu finden, in der diese Konflikte auf eine Lösung hin bearbeitet werden.

3. „Erlebnisorientiertes Verfahren"
   Es unterteilt sich in:
   a. „Sensiviting-Training"
   b. Gestaltpsychotherapie (F. Perls): Mischung aus anderen Psychotherapieformen
      Ziel: Schaffung des Bewusstseins für aktuell ablaufende Prozesse. Es geht dabei um unmittelbare Erfahrung im Hier und Jetzt. Übertragungsphänomene werden in die Eigenverantwortlichkeit des Patienten zurückgegeben (Eindrücke, Gefühle, Traumanteile darzustellen, zu verkörpern, zu personifizieren).
      Wichtig: Nicht verbales Verhalten.
      Ziel: Akzeptanz im Hier und Jetzt, denn nur so ist eine Veränderung möglich.
      Verhalten des Patienten wird durch Therapeuten nicht interpretiert.
      CAVE: nicht evidenzbasiert

Averbale Techniken:

1. Verbale Aktionen stehen nicht im Mittelpunkt.
2. Gestalltungstherapie (Kunsttherapie): bildnerisch-künstlerische Tätigkeit.
3. Musiktherapie plus Tanztherapie.
4. Konzentrative Bewegungstherapie.
5. Atemtherapie.

Ziel:

- Analyse der freigesetzten Emotionen.
- Integration der neuen Erfahrung in den Alltag.
- Die durch schwere Kindheit unreifen psychischen, emotionalen und intellektuellen Fähigkeiten werden gefördert.
- Es kommt zu einem Nachreifungsprozess.

Suggestive Techniken:
1. Hypnose

- Eine einheitliche Theorie fehlt.
- Bewusstseinsveränderung und Suggestion.
- Hypnose: Zustand von mehr oder weniger tiefen Absenkungen des Bewusstseins (Trance) in welcher ein Proband für diese Zeit vorübergehend für andere Assoziationsmuster und psychische Funktionsweisen empfänglich ist (Erikson).

Klassische Hypnose:

- Patient entspannt in Rückenlage.
- Therapeut fixiert Blick und Aufmerksamkeit des Patienten.
- Verbalisiert eine suggestive Ruhevorgabe.
- Entspannte Muskulatur.
- Ausgeglichene Stimmung.
- Die Aufforderung des Therapeuten führt zu:
    - vegetativen Veränderung,
    - Veränderung der Muskulatur,
    - Amnesie/ Hypermnesie.

2. Reine „Leerhypnose“
Bleibt über Entspannung hinaus ohne spezifische Nachwirkung.

3. Gestufte Aktivhypnose

- Form der Autohypnose.
- Leitet sich vom autogenen Training ab.
- Basiert auf wunschspruchlastigen Leitsätzen, die der Patient im hypnotischen Zustand wiederholen soll.
- Das Ausmaß der Bewusstseinsveränderung ist minimal.
- Erikson sieht darin ein Außerkraftsetzen gewohnter Schemata und Überzeugungssysteme der Persönlichkeit durch Ablehnung, Schock, Überraschung, Zweifel, Verwirrung, Dissoziation.
- Dies führt zur Überrumplung des Patienten.
- Von hier aus lenkt der Therapeuten in Richtung einer gewünschten Reaktion.

4. Eye Movement Desensitization and Reprocessing (EMDR)
In den 80er Jahren von Shapiro zur Behandlung traumatischer Erinnerungen entwickelt.

These: gestörte Erinnerung
Während des Wiedererinnerns eines Traumas durch einen Therapeuten kommt es beim Patienten, mit Hilfe einer Fixierung auf weite horizontale Fingerbewegungen die der Therapeut vollzieht, zu sakkadischen Augenbewegungen. Möglich ist auch eine zweiseitige akkustische Stimmulation.
Relevant: bimodale Stimulation beider Hirnhemisphären.
Zu Beginn der Therapiesitzung benennen die Patienten die Ausprägung der Schmerzhaftigkeit der Erinnerungen auf einer Skala von 0 bis 10.
Sie werden dann aufgefordert, am Beginn der Stimulation mit mindestens einem der folgenden Bereiche innerlich in Kontakt zu sein:

- Ein Bild der traumatischen Erinnerung.
- Eine mit der Erinnerung verbundene negative Selbstaussage (z.B. ich bin ein Versager).
- Eine bei Erinnerung an das Trauma auftretende Körperempfindung.

Die Augenbewegungen werden nach 20 bis 30 zügigen, bilateralen Bewegungsfolgen kurz unterbrochen. Es finden mehrere 60 bis 90 minütige Sitzungen statt.
Ziel:
„Lockerung" der traumatischen Fixierung und eine Veränderung der subjektiven „Schmerzhaftigkeit" der Erinnerung.

Wirkung:

- Bei ca. 50% erfolgreich
- Bei 50% einschießende Erinnerungen, „persistierende" Erinnerungslücken

Kontraindikationen:

- Strukturelle Ich-Störungen
- Suizidalität

Wirkmechanismus: unklar

19.3.4. Imaginative Techniken

Katathym-imaginative Psychotherapie:

- Katathymes Bilderleben (basiert auf psychoanalytischer Theorie von K. Leuner).
- Arbeitet mit Tagtraumtechniken: Erlebnisse werden durch symbolgetragene Imaginationen unter dem Schutz des Therapeuten aktiviert und anschließend in einer psychodynamischen/ tiefenpsychologischen Therapie kognitiv bearbeitet.
  Vorstellung: Diese induzierten Imaginationen spiegeln Konflikte wieder.
  Weiterentwicklung:
    a. „Symbolkonfrontation"
    b. „Assoziatives Vorgehen"

Vorgang:

- Durch strukturierte Entspannungsanleitung wird der Patient „unmittelbar auf die Ebene der kontrollierten Regression" versetzt, wobei diese Regression jederzeit reversibel ist.
- Zum Abschluss wird, wie beim autogenen Training, „zurückgenommen".
- Dem Patienten werden, um bestimmte psychodynamische Bereiche zu aktivieren, Bildmotive angeboten.
- Der Patient berichtet, der Therapeut schaltet sich gelegentlich ein.
- Emotionale Auseinandersetzung des Patienten mit diesen „Symbolgestalten", die als Ausdruck unverarbeiteter Konflikte aufgefasst werden.

Der „katathyme Zustand" ist durch folgende Aspekte gekennzeichnet (Hoffmann):

- Senkung und Einengung des Bewusstseins.
- Erhöhung der Suggestibilität.
- Aufhebung des Zeitgefühls.
- Schwächung der rationalen Anteile der Abwehr.
- „Kontrollierte Ich-Regression".
- Abgabe der reifen Ich-Funktion an den Therapeuten.
- Versenkung und Vertiefung durch Imagination.
- Im Anschluss an den katathymen Zustand werden in einer Besprechung die Inhalte weiter assoziativ und tiefenpsychologisch bearbeitet.

- Interventionsstil des Therapeuten: zunächst suggestiv, später zunehmend konfliktzentriert.

19.3.5. Entspannungsverfahren

Ziel:

- Zustand der Entspanntheit.
- Autogenes Training, Progressive Muskelrelaxation nach Jacobson, funktionelle Entspannung vorwiegend als psychotherapeutische Hilfstherapie.
- In vielen Fällen auch allein wirksam.

Das autogene Training (AT)

In den 20er Jahren von I.H. Schultz eingeführt.
Verstand die Methode als Autohypnose, die zu Selbstinduktion von Ruhe, Entspannung und konzentrativer Versenkung des Bewusstseins.
Hoffmann: primär suggestive und sekundär konditionierte Einübung intendierter negativer Abläufe.

Entspannungstechnik:

- Leitsätze als Konzentrationshilfe (z.B. „die Arme sind ganz schwer").
- Zunächst autosuggestiv.
- Wochen später: Konditionierung der anfänglich noch autosuggestiv ausgelösten negativen Veränderungen.
- Das führt zu einer herabgesetzten Bewusstseinslage.
- Jederzeit unterbrechbar.
- Wichtig: anhaltendes Üben.
- Kleine Psychotherapie.
- Erfolge können empirisch gesichert sein.

Indikation:
Angststörung, vegetative Symptomatik, arterielle Hypertonie, Tachykardie

Kontraindikation:
Patienten mit Neigung zu hypochondristischer Selbstbeobachtung.

Die progressive Muskelentspannung

Von dem Physiologen E. Jacobson konzipiert

- Ziel: Angst und Spannung abzubauen.
- Grundmodell: Wahrnehmung von Entspannung in unmittelbarem Kontrast zur Anspannung.
- Übungstechniken:
    - An- und Entspannen,
    - Wahrnehmung der Entspannung selbst.
- Psychotherapeutische Hilfsmethode.

Indikationen:

- Schmerzzustände
- Mäßige Ängste
- Blutdruckerhöhung
- Bei Stress (als Prophylaxe)

Das Biofeedback

- Propriozeptive Sensibilität des Menschen ist manipulierbar.
- Bei psychosomatischen Störungen: Kombination von körperlichen Dysfunktionen und Spannungszuständen.
- Durch technische Rückkopplung, die Bildung von Informationsschleifen, die es dem Patienten ermöglichen, innere psychophysiologische Vorgänge zu beobachten und zu modifizieren, während diese noch ablaufen.
- Rückgekoppelt werden können geeignete biologische Signale: Hautwiederstand, der Puls, Blutdruck, EMG, EKG.
- Wie der Patient es schafft z.B. den Blutdruck zu senken, ist seine Sache.
- Durch positive Verstärkung wird das positives Verhalten des Patienten verstärkt!

Indikation:

- Spannungskopfschmerz
- Schmerztherapie

19.3.6. Paar- und Familientherapie

Grundannahme der Paar- und Familientherapie: Störung aufgrund konflikthafter, dysfunktionaler, intrafamiliärer Beziehungen.
Das erkrankte Familienmitglied gilt als „Indexpatient", denn seine Erkrankung wird als Ausdruck einer Störung des Familiensystems verstanden, während die Familie selbst zunächst nur den „Indexpatienten" als „krank" erlebt.

Ziel:

- Umdeutung (Reframing): das Problem des Indexpatienten wird zum Problem der gesamten Familie.
- Veränderung dieser gestörten zwischenmenschlichen Beziehungen.
- Verminderung der Störung des „Indexpatienten".

Ort der Behandlung:
Reale familiäre Szene

Gegenwärtig lassen sich 3 Schulen beschreiben:

1. Analytische Familientherapie
2. Mehrgenerationentherapie
3. Strategische (systemische) Familientherapie

Analytische Familientherapie

Aufdecken und Bearbeiten von unbewussten familiären Konflikten basierend auf die Familiengeschichte über Generationen hinweg.

Mehrgenerationentherapie (Massing)

- Bezieht direkt mehrere Generationen mit ein.
- „Vertikale Perspektive".
- Technik: unstrukturierte Gespräche, in denen sich spezifische Übertragungs-Gegenübertragungs-Reaktionen entwickeln.

Therapeut:

- Vermittlerrolle innerhalb des Familiendialogs.
- Sitzungen 1 Mal/Woche.
- Versucht die Entstehungsbedingungen und Auswirkungen der Störung herauszuarbeiten und die psychodynamisch wichtigen Konflikte zu erkennen.
- Hat Verständnis von Bündnissen, Koalitionen, Ausschlüssen, Geheimnissen und Familienmythen.
- Informationen über familiäre Außenbeziehungen, Ressourcen, Grenzen der Familie.
- Widerstände sollten erkannt, gedeutet und durchgearbeitet werden.
- Neue Beziehungsmöglichkeiten müssen überprüft werden und die damit verbundene Widerstände weiter bearbeitet werden.

Strategische-systematische Familientherapie

Derjenige Systempunkt soll herausgearbeitet werden, dessen Veränderung die effektivste Wirkung im System entfaltet.

Therapeut:

- Nimmt neutrale Haltung ein.
- Vermeidet Interpretationen.
- Entwickelt jedoch ständig neue und differenzierte beziehungsdynamische auf das ganze System bezogene Hypothesen.

Technik der zirkulären Befragung:

- Sprechen mit Dritten über das Verhalten zweier anderer in bestimmten Situationen.
- Unterbrechung der Sitzung (Therapeut verlässt den Raum, um sich mit einem Beobachter zu besprechen).
- Am Ende der Sitzung wird der Familie eine Mitteilung, im Sinne einer paradoxen Verschreibung gemacht, die aber nicht mit der Familie diskutiert wird. (Beispielaufforderung: „Bitte gehen Sie mit Ihrer Frau ins Kino.“ Dieser Aufforderung wird sehr wahrscheinlich nicht nachgekommen. Als Grund der Nichtausführung werden Ausreden angeführt wie z.B. „Ich hatte so viel auf der Arbeit zu tun.“)
- Ziel: Familie zu einer Veränderung bestimmter Beziehungsstrukturen zu motivieren.

Die strukturelle Familientherapie wurde ursprünglich aus der Arbeit mit dissozialen, schwer gestörten Familien entwickelt. Sie wurde aus der Lerntheorie und Kommunikationsforschung abgeleitet.
Horizontale Perspektive:

- Frage nach den Ursachen und der Geschichte einer Störung bzw. eines Symptomes wird aktiv vermieden.
- Therapeuten versuchen durch aktives Eingreifen Beziehungsstrukturen, Verhaltensstrukturen innerhalb der Familie zu verändern (Hausaufgaben, Belohnungen).

19.3.7. Psychotherapie in Gruppen

Jedes besprochene Verfahren kann auch in einer Gruppe erfolgen (maximal 10 Patienten/Gruppe). Es gilt „Lernen am Modell".

Therapiearten:

- Verhaltenstherapeutische Gruppentherapie
- Gestalttherapeutische Gruppentherapie
- Psychoanalytische Gruppentherapie (R. Foulkes)

1 Mal/Woche (2 Stunden)
Nicht „psychotherapy in the group", sondern „psychotherapy of the group", d.h.

- der Prozess der Gesamtgruppe,
- die Interaktion der einzelnen Teilnehmer,
- die Entwicklung der kollektiven bewussten und unbewussten Phantasien und das kollektive Abwehrverhalten immer als Einheit gesehen und interpretiert werden.

Therapeut:

- Er gibt keine Interpretationen die sich auf Konflikte einzelner beziehen, sondern seine Deutungen für den Gesamtvorgang in der Gruppe. Er behandelt und therapiert die Gruppe als Ganzes.
- Personen innerhalb der der Gruppe können Ich/Über-Ich/Es verkörpern.

Die interaktionelle Gruppentherapie (Heigl-Evers und Heigl)

- Speziell zur Behandlung der Borderlinepatienten.
- Es wird mit manifestem Verhalten und konkreten Interventionen gearbeitet.
- Statt Deutungen erhält der Patient Antworten.
- Therapeut teilt dem Patienten eigene Reaktion auf seine Schilderung mit, legt also seine Gegenübertragung offen.

Ziel:
Über eine transparente Interaktionen soll eine strukturelle Nachreifung des Ich und seiner Funktion beim Patienten gefördert werden, indem er lernt, seine Objekt- und Selbsterfahrung bewusster wahrzunehmen.

Verhaltenstherapeutische Gruppentherapie

- Einzeltechniken werden in Gruppen eingesetzt (z.B. Selbstsicherheitstraining).
- Abgestufte Programme: Annäherung an die angstauslösenden Objekte.
- Selbsterfahrungsgruppen (1 bis 2 Mal/Woche à 90 Minuten).

Psychodrama

In den 20er Jahre von J.L. Moreno entwickelt.

- Nur als Gruppenpsychotherapie.
- Kombination von Verbalisation und Aktion. Es wird eine szenerische Darstellung der Konfliktsituation des einzelnen in der Gruppe angestrebt.
- Konflikt wird spielerisch dargestellt. Ein Teil der Gruppe spielt den Gegenpart.
- Eine Theorie fehlt.
- Deutung (Psychoanalyse) wurde von Moreno verworfen.

Indikation:

- Störung im sozialen Bereich
- Symptomorientierte Gruppen

19.4. Stationäre Psychotherapie

Eigenständige Behandlungsform.
Kombination aus (multimodal):

- körperlichem Training,
- sozialer Hemmung,
- inneren Konflikten.

2 Modelle:

1. Bipolares Modell (Enke)
   Unterscheidet Therapieraum von einem Realraum.
2. Janssen: Therapieraum entspricht dem Realraum.

Im Therapieraum gelten therapeutische Normen.
Realraum: Kontakt des Patienten im Klinikalltag mit Schwestern, Institutspersonen, Mitpatienten usw.

Teilstationäre Behandlungen (Tageskliniken).

Literaturverzeichnis

[1] F. Alexander, *Psychosomatische Medizin: Grundlagen und Anwendungsgebiete.* Walter De Gruyter Incorporated, 1985.

[2] A. rbeitskreis PISO, *Somatoforme Störungen: Psychodynamisch-Interpersonelle Therapie (PISO).* Praxis der psychodynamischen Psychotherapie - analytische und tiefenpsychologisch fundierte Psychotherapie, Hogrefe, 2012.

[3] M. Balint, *Der Arzt, sein Patient und die Krankheit.* Greif-Bücher, Klett-Cotta, 2010.

[4] G. Bally, *Einführung in die Psychoanalyse Sigmund Freuds.* Rowohlts deutsche Enzyklopädie, Rowohlt, 1979.

[5] G. Benedetti, *Psychodynamik der Zwangsneurose.* Erträge der Forschung, Wissenschaftliche Buchgesellschaft, 1989.

[6] D. Bernstein and T. Borkovec, *Entspannungs-Training: Handbuch der „progressiven Muskelentspannung" nach Jacobson.* Leben lernen, Klett-Cotta, 2007.

[7] C. Brenner, *Grundzüge der Psychoanalyse.* Bücher des Wissens Fischer, Fischer-Taschenbuch-Verlag, 1994.

[8] G. Diem-Wille, *Die Fruhen Lebensjahre: Psychoanalytische Entwicklungstheorie Nach Freud, Klein Und Bion.* Kohlhammer, 2013.

[9] H. Dilling and W. H. Organization, *Internationale Klassifikation psychischer Störungen.* Huber Hans, 2006.

[10] M. Dornes, *Der kompetente Säugling: Die präverbale Entwicklung des Menschen.* Fischer-Taschenbuch-Verlag, 1993.

[11] A. Dührssen, *Die biographische Anamnese unter tiefenpsychologischem Aspekt.* Schattauer, 2011.

[12] B. Dulz and O. Kernberg, *Handbuch der Borderline-Störungen.* Schattauer, 2010.

[13] A. Eckhardt-Henn, *Im Krieg mit dem Körper: Autoaggression als Krankheit.* Rororo Sachbuch, Rowohlt, 1994.

[14] A. Eckhardt-Henn and S. Hoffmann, *Dissoziative Bewusstseinsstörungen: Theorie, Symptomatik, Therapie.* Schattauer, 2004.

[15] E. Erikson and J. Erikson, *The life cycle completed.* W.W. Norton, 1998.

[16] E. Erikson, *Kindheit und Gesellschaft.* Klett-Cotta, 1999.

[17] M. Ermann, *Die Persönlichkeit bei psychovegetativen Störungen: Klinische und empirische Ergebnisse.* Springer, 1987.

[18] M. Fichter, *Magersucht und Bulimie: Mut für Betroffene, Angehörige und Freunde.* Karger, 2009.

[19] P. Fiedler, *Persönlichkeitsstörungen.* Beltz, PVU, 2007.

[20] P. Fiedler, *Dissoziative Störungen und Konversion: Trauma und Traumabehandlung.* Beltz PVU, Beltz-PVU, 2008.

[21] T. Fuchs and M. Berger, *Affektive Störungen: Phänomene, Therapie, Perspektiven.* Schattauer, 2012.

[22] T. Habermas, *Zur Geschichte der Magersucht: Eine medizinpsychologische Rekonstruktion.* Fischer-Taschenbuch-Verlag, 1994.

[23] B. Hoffmann, *Handbuch des autogenen Trainings: Grundlagen, Technik, Anwendung.* Weltbild-Verlag, 1994.

[24] S. Hoffmann and G. Hochapfel, *Neurosenlehre, Psychotherapeutische und Psychosomatische Medizin.* Schattauer, 1999.

[25] S. Hoffmann and A. Eckhardt-Henn, *Neurotische Störungen und psychosomatische Medizin: mit einer Einführung in Psychodiagnostik und Psychotherapie.* Schattauer, 2009.

[26] C. Klein, *Anna Freud und die Abwehrmechanismen des Ich.* GRIN-Verlag, 2005.

[27] M. Leuzinger-Bohleber and W. Bohleber, *Psychoanalyse - Neurobiologie - Trauma.* SFI Hanse Wissenschaftskolleg, Schattauer, 2008.

[28] E. List, *Psychoanalyse: Geschichte, Theorien, Anwendungen.* Psychotherapie: Ansätze und Akzente, UTB, 2009.

[29] L. Luborsky, *Einführung in die analytische Psychotherapie: Ein Lehrbuch.* Vandenhoeck und Ruprecht, 1999.

[30] W. Machleidt and M. Bauer, *Psychiatrie, Psychosomatik, Psychotherapie.* Thieme, 2004.

[31] W. Masters and V. Johnson, *Impotenz und Anorgasmie: Zur Therapie funktioneller Sexualstörungen.* Goverts Krüger Stahlberg, 1973.

[32] W. Mertens, *Entwicklung der Psychosexualität und der Geschlechtsidentität.* Kohlhammer, 1997.

[33] A. Mitscherlich, *Krankheit als Konflikt.* Suhrkamp, 1995.

[34] H. Nagera, *Psychoanalytische Grundbegriffe: Eine Einführung in Sigmund Freuds Terminologie und Theoriebildung.* Klotz, 2007.

[35] C. Reimer, *Ärztliche Gesprächsführung.* Springer, 2001.

[36] G. Rudolf and W. Eich, *Somatoforme Störungen: Leitlinien und Quellentexte.* Leitlinien Psychosomatische Medizin und Psychotherapie, Schattauer, 2002.

[37] U. Sachsse and B. Dulz, *Traumazentrierte Psychotherapie: Theorie, Klinik und Praxis ; mit 25 Tabellen.* Schattauer, 2009.

[38] J. Schultz, *Das autogene Training: konzentrative Selbstentspannung. Versuch einer klinisch-praktischen Darstellung.* Thieme, 2003.

[39] G. Seidler and M. Bölle, *Hysterie heute: Metamorphosen eines Paradiesvogels.* Bibliothek der Psychoanalyse, Psychosozial-Verlag, 2001.

[40] H. Strotzka, *Psychotherapie: Grundlagen, Verfahren, Indikationen.* Urban und Schwarzenberg, 1978.

[41] H. Strupp and J. Binder, *Kurzpsychotherapie.* Klett-Cotta, 1991.

[42] H. Thomä and H. Kächele, *Lehrbuch der psychoanalytischen Therapia.* Springer, 1989.

[43] T. von Uexküll and R. Adler, *Psychosomatische Medizin.* Urban und Fischer, 2003.

[44] R. Waelder, *Die Grundlagen der Psychoanalyse.* Standardwerke der Psychoanalyse, Klett-Cotta, 1983.

[45] D. Winnicott, *Reifungsprozesse und fördernde Umwelt.* Psychosozial-Verlag, 2006.

Repetitorium Psychiatrie (Dritte Auflage)

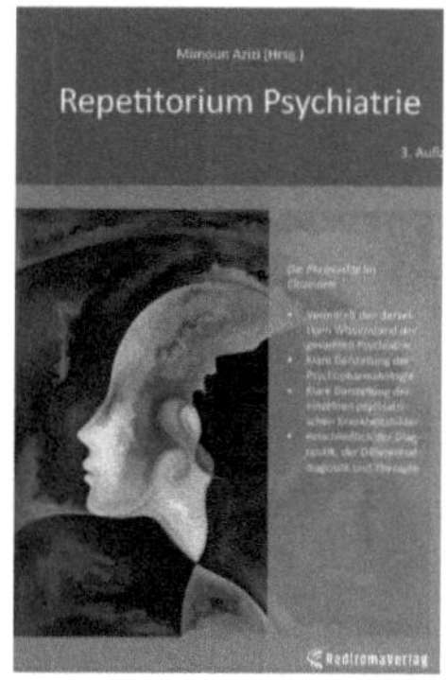

Das Buch wurde überarbeitet und erscheint jetzt bereits in der 3. Auflage und richtet sich an Fachärztinnen, aber auch insbesondere an Weiterbildungsassistentinnen, Studierende, die sich auf die Facharztprüfung Psychiatrie effizient vorbereiten wollen bzw. auf das Staatsexamen mit dem Wahlfach „Psychiatrie". Alle klinisch- und prüfungsrelevanten Themen sind strukturiert und verständlich zusammengefasst. Sie erfahren alles Wissenswerte über die neuesten Erkenntnisse zu Diagnostik und Therapie der häufigsten psychiatrischen Erkrankungen. Sie erhalten kompakte, evidenzbasierte Informationen über die jeweiligen Krankheitsbilder und daraus abgeleitet klare Empfehlungen für ein leitliniengerechtes Vorgehen. Es ist nicht nur für die Prüfungsvorbereitung geeignet, sondern insbesondere für den klinischen Alltag vorgesehen. Durch eine didaktisch kluge Darstellung der Zusammenhänge ermöglicht es eine schnelle Einarbeitung und Vertiefung in die Materie. Dem Leser wird das ganze Stoffgebiet kompakt präsentiert. Es füllt die Lücke zwischen kurz zusammengefassten Darstellungen und den großen Bänden zum Thema Psychiatrie. In der 3. Auflage sind alle Inhalte auf den aktuellen Stand. Der Leser wird umfassend informiert, ohne das Gefühl zu haben, dass er sich im Stoff verliert.

Die Pluspunkte im Einzelnen:

- Vermittelt den derzeitigen Wissenstand der gesamten Psychiatrie
- Klare Darstellung der Psychopharmakologie
- Klare Darstellung der einzelnen psychiatrischen Krankheitsbilder einschließlich der Diagnostik, der Differentialdiagostik und Therapie

Rediroma-Verlag
ISBN 978-3-98527-625-7
28,95 Euro (D)